Ultra High-Definition Atlas of Laparoscopic Gastrectomy for Gastric Cancer

超高清腹腔镜
胃癌手术图谱

谨以此书纪念

福建医科大学附属协和医院胃外科

开展腹腔镜胃癌根治术 **10** 周年

总例数突破5000例

超高清腹腔镜胃癌手术图谱

Ultra High–Definition Atlas of Laparoscopic Gastrectomy for Gastric Cancer

主　编　黄昌明　郑朝辉　李　平　谢建伟

副主编　陈起跃　王家镔　林建贤　陆　俊

编　者　黄昌明　郑朝辉　李　平　谢建伟　陈起跃

　　　　王家镔　林建贤　陆　俊　曹龙龙　林　密

　　　　涂儒鸿　黄泽宁　林巨里　郑华龙　刘治羽

　　　　钟　情　王祖凯　郑志芳　林军鹏　上官新昌

　　　　戴　赟　许斌斌　廖　洋　王良彬　洪智良

　　　　陈海峰　陈志江　黄英琪

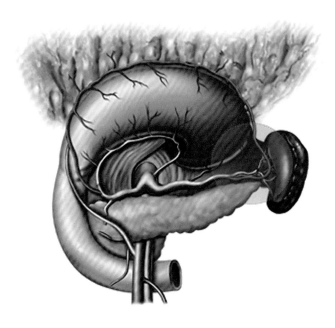

人民卫生出版社

图书在版编目（CIP）数据

超高清腹腔镜胃癌手术图谱/黄昌明等主编.—北京：人民卫生出版社，2018

ISBN 978-7-117-26713-7

Ⅰ.①超… Ⅱ.①黄… Ⅲ.①腹腔镜检－应用－胃癌－外科手术－图谱 Ⅳ.① R735.205-64

中国版本图书馆 CIP 数据核字（2018）第 097611 号

| 人卫智网 | www.ipmph.com | 医学教育、学术、考试、健康，购书智慧智能综合服务平台 |
| 人卫官网 | www.pmph.com | 人卫官方资讯发布平台 |

超高清腹腔镜胃癌手术图谱

主　　编：黄昌明　郑朝辉　李　平　谢建伟
出版发行：人民卫生出版社（中继线 010-59780011）
地　　址：北京市朝阳区潘家园南里 19 号
邮　　编：100021
E - mail：pmph @ pmph.com
购书热线：010-59787592　010-59787584　010-65264830
印　　刷：北京顶佳世纪印刷有限公司
经　　销：新华书店
开　　本：889×1194　1/16　印张：13
字　　数：403 千字
版　　次：2018 年 6 月第 1 版　2022 年 3 月第 1 版第 5 次印刷
标准书号：ISBN 978-7-117-26713-7/R·26714
定　　价：180.00 元

打击盗版举报电话：010-59787491　E-mail：WQ @ pmph.com
（凡属印装质量问题请与本社市场营销中心联系退换）

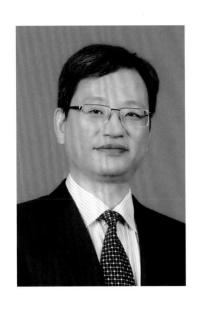

黄昌明

　　二级教授、主任医师、博士生导师，为享受国务院政府特殊津贴专家，福建省科技创新领军人才，现任福建医科大学附属协和医院胃外科主任。任职中国抗癌协会胃癌专业委员会常委、中国医师协会外科医师分会肿瘤外科医师委员会副主任委员、中华医学会外科学分会胃肠外科学组委员、中国医师协会外科医师分会微创外科医师委员会委员等，以及《中华胃肠外科杂志》《中华消化外科杂志》《腹腔镜外科杂志》等编委，《中华外科杂志》通讯编委，*Ann Surg Oncol*、*Surg Endosc*、*World J Gastroentero*、*Chinese Med J* 等十余家核心期刊审稿专家。在 SCI 源期刊、中华医学系列杂志等期刊上发表论文 200 余篇，其中 SCI 论文 100 余篇。主编 Springer 出版社专著 *Laparoscopic Gastrectomy for Gastric Cancer：Surgical Technique and Lymphadenectomy*，以及人民卫生出版社专著《腹腔镜胃癌根治术淋巴结清扫技巧》（第 1、2 版）。多次荣获福建省科学技术成果奖，现承担多项国家级和省级科研课题。

主编简介

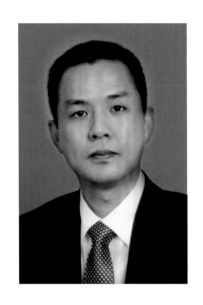

郑朝辉

　　副教授、主任医师、硕士生导师。现工作于福建医科大学附属协和医院胃外科。任职中华医学会外科学分会腹腔镜与内镜外科学组委员、中国抗癌协会胃癌专业委员会委员、中国医师协会外科医师分会肿瘤外科医师委员会委员、中国医师协会外科医师分会肥胖和糖尿病外科医师委员会委员、中国研究型医院学会糖尿病与肥胖外科专业委员会委员、中国医师协会内镜医师分会第一届腹腔镜专业委员会委员，以及《中华消化外科杂志》通讯编委、《中华肥胖与代谢病电子杂志》编委。在 SCI 源期刊、中华医学系列杂志等期刊上发表论文 50 余篇，其中 SCI 论文 40 余篇。作为共同主编编著 Springer 出版社专著 *Laparoscopic Gastrectomy for Gastric Cancer：Surgical Technique and Lymphadenectomy*，以及人民卫生出版社专著《腹腔镜胃癌根治术淋巴结清扫技巧》（第 1、2 版）。多次荣获福建省科学技术成果奖，现承担多项国家级和省级科研课题。

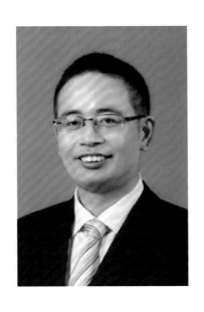

李 平

　　副教授、副主任医师、硕士研究生导师，美国纪念斯隆凯特琳癌症中心医学博士后。任职中华医学会外科学分会减重代谢学组委员、中国医师协会外科医师分会上消化道外科医师委员会委员、中国医师协会外科医师分会肿瘤外科医师中青年委员会委员、中国抗癌协会康复会学术指导委员会委员、中国医疗保健国际交流促进会健康科普分会委员。以第一或者共同通讯作者在 SCI 源期刊、中华医学系列杂志等期刊上发表胃癌相关的论著 12 篇。作为副主编编著《腹腔镜胃癌根治术淋巴结清扫技巧》（第 2 版）和 *Laparoscopic Gastrectomy for Gastric Cancer：Surgical Technique and Lymphadenectomy*，参编专著《腹腔镜胃癌根治术淋巴结清扫技巧》。荣获"2014 年中国中青年外科医师胃癌手术视频大赛"腹腔镜组二等奖以及 2014 年博士研究生国家奖学金，多次荣获福建省科技进步奖。现主持或参与多项国家级和省级科研课题。

主编简介

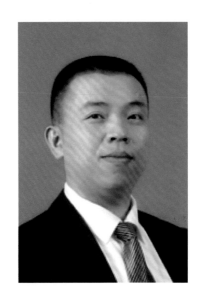

谢建伟

　　医学博士，副主任医师，中华医学会肿瘤学分会胃肠肿瘤学组委员、中国医促会神经内分泌肿瘤分会委员、中国医促会外科分会青年委员、中国医师协会外科医师分会胃肠道间质瘤诊疗专业委员会委员、中国医师协会外科医师分会机器人外科医师委员会委员。曾在美国梅奥诊所和日本国立癌症中心等著名医院进修学习。在 SCI 源期刊、中华医学系列杂志等期刊上发表论文10 余篇，作为副主编编著《腹腔镜胃癌根治术淋巴结清扫技巧》（第 2 版）和 *Laparoscopic Gastrectomy for Gastric Cancer: Surgical Technique and Lymphadenectomy*，参编专著《腹腔镜胃癌根治术淋巴结清扫技巧》（第 1 版）。多次荣获福建省科学技术成果奖。现主持或参与多项国家级和省级科研课题。

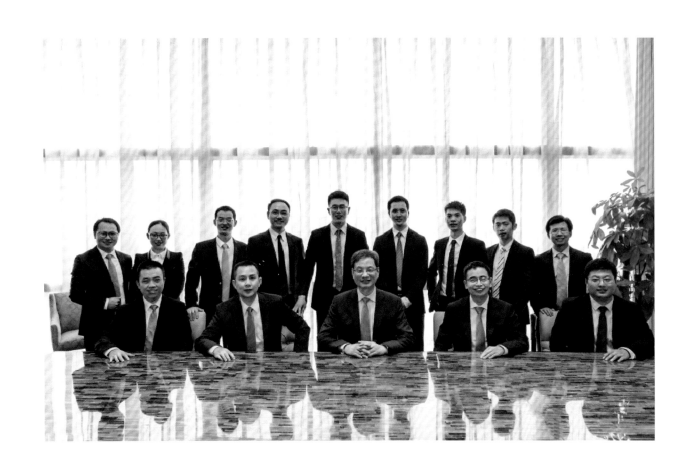

我们的团队：福建医科大学附属协和医院胃外科

一排（左起）：谢建伟、郑朝辉、黄昌明、李　平、王家镔

二排（左起）：林建贤、林　密、涂儒鸿、陆　俊、黄泽宁、陈起跃、郑华龙、
　　　　　　　　林巨里、曹龙龙

自 序

目前，腹腔镜技术治疗早期胃癌取得令人满意的临床疗效，并已推广应用到局部进展期胃癌的治疗中。顺利完成腹腔镜胃癌根治术不但要有扎实的腹腔镜手术基础，高水平、规范化和程序化的手术操作也是必不可少。有鉴于此，我们决定出版此图谱。本书内容在秉承第 1 版、第 2 版《腹腔镜胃癌根治术淋巴结清扫技巧》精髓的基础上有所侧重。书中所有的超高清手术图片都是由 Storz IMAGE1 S 专业影像增强系统采集，这些图片亮度出色，画质卓越，进一步提升了腹腔镜下影像的成像效果。本书从术前准备、区域淋巴结清扫、消化道重建等多全方位介绍腹腔镜胃癌根治术淋巴结清扫的手术步骤及注意事项，务实而全面，更加贴近临床实际应用。

作为我国综合性医院中第一个致力于胃肿瘤治疗的专业科室，福建医科大学附属协和医院胃外科年胃癌手术量已突破 1000 台。我科自 2007 年 5 月 6 日开展第 1 例腹腔镜胃癌根治手术以来，经过十年的不懈努力，目前已成为国际上开展腹腔镜胃癌手术例数最多的中心之一。十年来，我们不断总结和完善胃周血管解剖特点和变异情况，为腹腔镜胃癌根治术的开展奠定了坚实的解剖基础；我们不断优化淋巴结清扫入路和流程，尤其是提出了"黄氏三步法"脾门淋巴结清扫，简化了手术步骤，减低了手术难度，有力地促进了该项技术的推广和普及；我们不断创新完全腹腔镜下胃癌根治术消化道重建术式，针对远侧胃大部切除和全胃切除分别在国际上率先提出了"改良三角吻合术"和"延迟离断空肠的食管空肠侧-侧吻合术"，进一步提高了手术安全性。同时，为了寻求高级别循证医学证据，我们还积极开展多项腹腔镜胃癌手术相关的多中心前瞻性临床试验，是 CLASS-04 试验的 PI 单位，也是 CLASS-01 试验和 CLASS-02 试验纳入有效病例数最多的单位，此外，十余项单中心前瞻性临床试验正处于病例纳入阶段。"十年磨一剑"，我们精心整理提炼了 10 年来腹腔镜胃癌手术的宝贵经验并汇编成书，希望能给予广大致力于胃癌外科治疗的同仁们以新的启迪，携手促进胃癌腹腔镜微创事业的发展。谨以此书纪念福建医科大学附属协和医院胃外科开展腹腔镜胃癌根治术 10 周年，手术总例数突破 5000 例。

本图谱编者均为福建医科大学附属协和医院胃外科长期工作在临床一线的医师，他们在完成繁重临床任务的同时，牺牲了宝贵的休息时间，为本书的顺利出版倾注了大量心血。本书也得到了人民卫生出版社的鼓励和支持，在此一并致以诚挚的感谢。同时恳请专家、同道和广大读者不吝赐教，以使得本书再版时能进一步改进提高，最终铸成精品。

黄昌明

2017 年 12 月于福州

目 录

缩略语中英文对照

A

AG（adrenal gland）　肾上腺
ALGA（accessory left gastric artery）　副胃左动脉
APF（anterior pancredtic fascia）　胰腺前筋膜
ARCV（accessory right colic vein）　副右结肠静脉
ASPDA（anterior superior pancreaticoduodenal artery）胰十二指肠上前动脉
ASPDV（anterior superior pancreaticoduodenal vein）胰十二指肠上前静脉

C

CA（celiac artery）　腹腔动脉
CHA（common hepatic artery）　肝总动脉
CV（coronary vein）　冠状静脉

G

GDA（gastroduodenal artery）　胃十二指肠动脉
GDV（gastroduodenal vein）　胃十二指肠静脉
GIS（gastrocolic intrafascial space）　胃结肠系膜间隙
GSL（gastrosplenic ligament）　胃脾韧带

H

HST（Henle's trunk）　胃结肠静脉干

I

ICG（indocyanine green）　吲哚菁绿
IHA（left hepatic artery）　肝左动脉
IPA（infrapyloric artery）　幽门下动脉
IPV（infrapyloric vein）　幽门下静脉
IPDA（inferior pancreaticoduodenal artery）　胰十二指肠下动脉
ISpA（inferior splenic artery）　脾下极动脉

L

LC（lesser curvature）　胃小弯
LGA（left gastric artery）　胃左动脉
LGV（left gastric vein）　胃左静脉
LGEA（left gastroepiploic artery）　胃网膜左动脉
LGEV（left gastroepiploic vein）　胃网膜左静脉
LGEV（left gastroepiploic vessel）　胃网膜左血管

M

MCV（middle colic vein）　中结肠静脉

P

Panc（pancrease）　胰腺
PGA（posterior gastric artery）　胃后动脉
PGV（posterior gastric vessel）　胃后血管
PHA（proper hepatic artery）　肝固有动脉
PSPDA（posterior superior pancreaticoduodenal artery）胰十二指肠上后动脉
PV（portal vein）　门静脉

R

RCV（right colic vein）　右结肠静脉
RCA（right colic artery）　右结肠动脉
RGA（right gastric artery）　胃右动脉
RGV（right gastric vein）　胃右静脉
RGEA（right gastroepiploic artery）　胃网膜右动脉
RGEV（right gastroepiploic vein）　胃网膜右静脉
RGEV（right gastroepiploic vessel）　胃网膜右血管
RHA（right hepatic artery）　肝右动脉

S

SGV（short gastric vessel）　胃短血管
SLLA（spleen lower lobe artery）　脾下叶动脉
SLLV（spleen lower lobe vessel）　脾下叶血管
SMA（superior mesenteric artery）　肠系膜上动脉
SMV（superior mesenteric vein）　肠系膜上静脉
SPV（suprapyloric vessel）　幽门上血管
SpA（splenic artery）　脾动脉
SpV（splenic vein）　脾静脉
SpV（splenic vessel）　脾血管
SPDA（superior pancreaticoduodenal artery）　胰十二指肠上动脉
SRL（splenorenal ligament）　脾胃韧带
SSpA（superior splenic artery）　脾上极动脉

T

TM（transverse mesocolon）　横结肠系膜
Trocar　套管穿刺针
Treitz 韧带　十二指肠悬韧带

V

Va（vagus）　迷走神经

12

腹腔镜胃癌淋巴结清扫术前准备

一、器械准备

腹腔镜常规器械，包括无损伤胃钳、肠钳、吸引器、分离钳、剪刀、持针器、Hemolock钳、血管夹、可吸收夹施夹器、钛夹钳和小纱布、5~12mm套管穿刺针（Trocar）、超声刀等（**图1-1~图1-12**）。

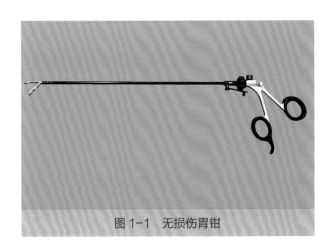

图1-1　无损伤胃钳

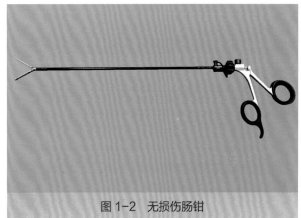

图1-2　无损伤肠钳

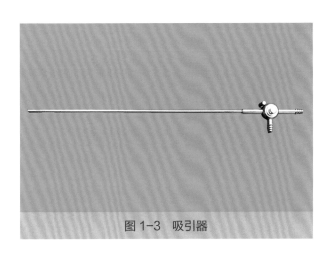

图1-3　吸引器

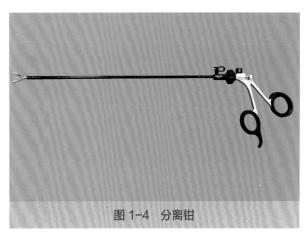

图1-4　分离钳

第一章

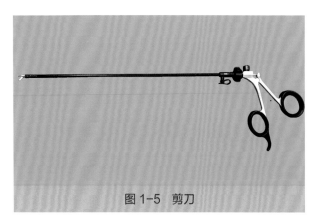

图 1-5　剪刀

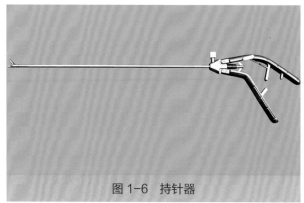

图 1-6　持针器

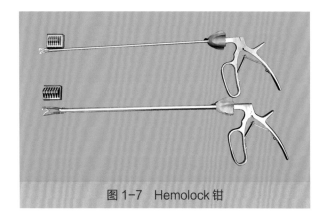

图 1-7　Hemolock 钳

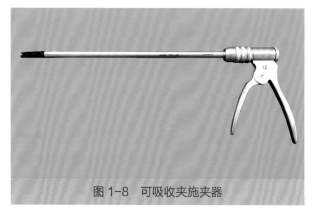

图 1-8　可吸收夹施夹器

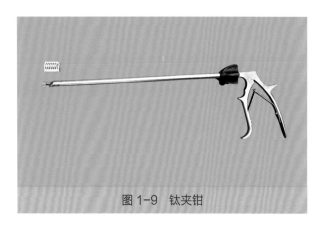

图 1-9　钛夹钳

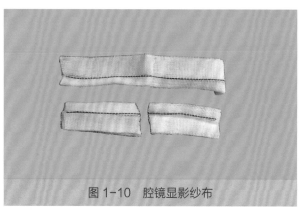

图 1-10　腔镜显影纱布

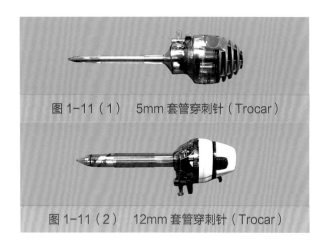

图 1-11（1）　5mm 套管穿刺针（Trocar）

图 1-11（2）　12mm 套管穿刺针（Trocar）

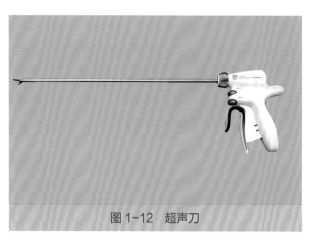

图 1-12　超声刀

二、患者的体位

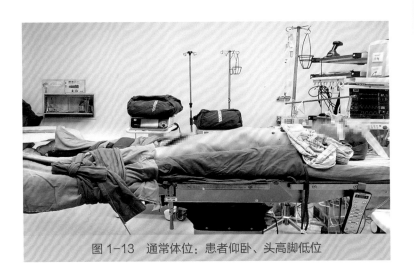

图 1-13　通常体位：患者仰卧、头高脚低位

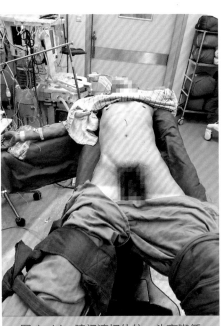

图 1-14　脾门清扫体位：头高脚低 10°~20° 并向右倾斜 20°~30° 体位

三、术者的站位

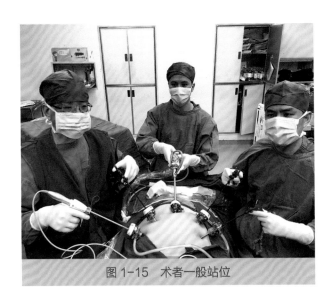

图 1-15　术者一般站位

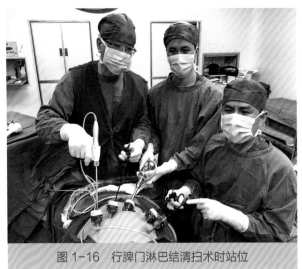

图 1-16　行脾门淋巴结清扫术时站位

四、套管的位置

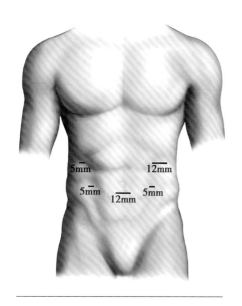

图 1-17　Trocar 位置示意图

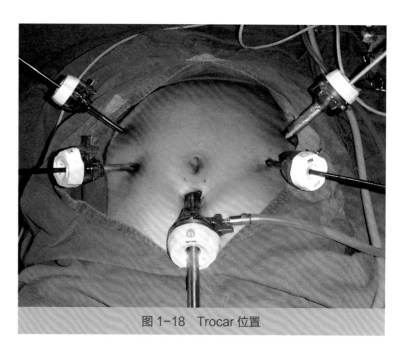

图 1-18　Trocar 位置

五、气腹的建立

在手术过程中有时为了减少超声刀工作产生的水雾，可在主操作孔的 Trocar 上接上小流量的负压吸引，有利于保持视野的清晰（**图 1-19**）。

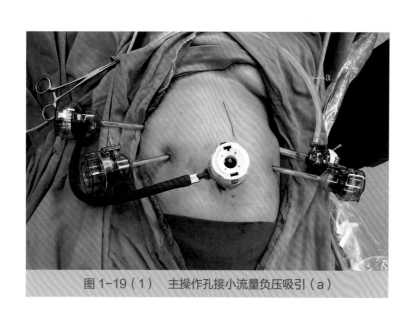

图 1-19（1）　主操作孔接小流量负压吸引（a）

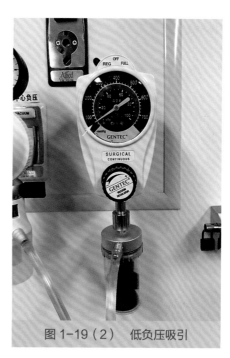

图 1-19（2）　低负压吸引

六、术前探查

借助高清影像系统进行术前诊断性腹腔镜检查，能有效观测原发肿瘤的部位、范围、浸润程度，以及是否存在淋巴结转移、腹腔转移、腹水及邻近组织受侵犯等（图1-20~图1-23）。

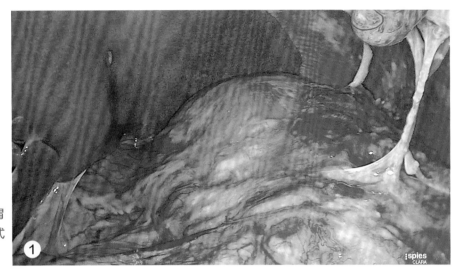

图1-20（1） 肿瘤位于胃体前壁，侵犯浆膜层（模式CLARA）

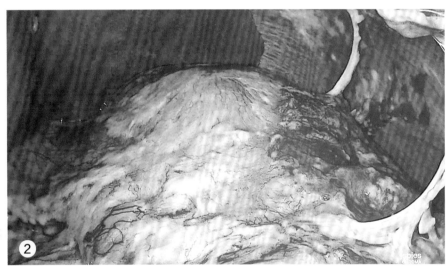

图1-20（2） 肿瘤位于胃体前壁，侵犯浆膜层（模式CHROMA）

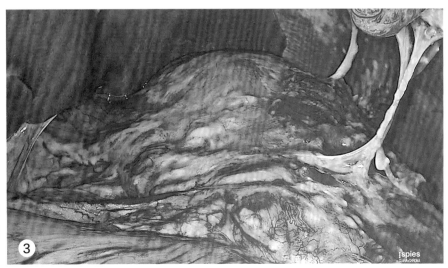

图1-20（3） 肿瘤位于胃体前壁，侵犯浆膜层（模式CLARA+CHROMA）

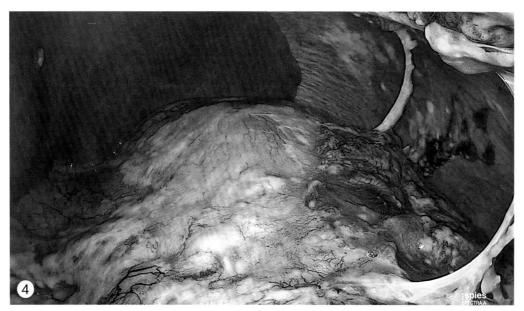

图 1-20（4） 肿瘤位于胃体前壁，侵犯浆膜层（模式 SPECTRA A）

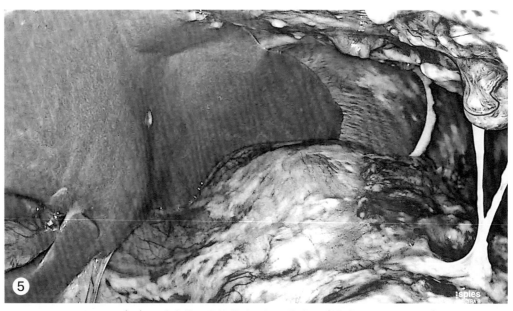

图 1-20（5） 肿瘤位于胃体前壁，侵犯浆膜层（模式 SPECTRA B）

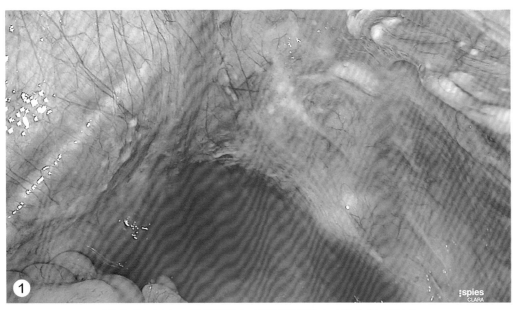

图 1-21（1） 胃癌腹腔内广泛转移伴腹水（模式 CLARA）

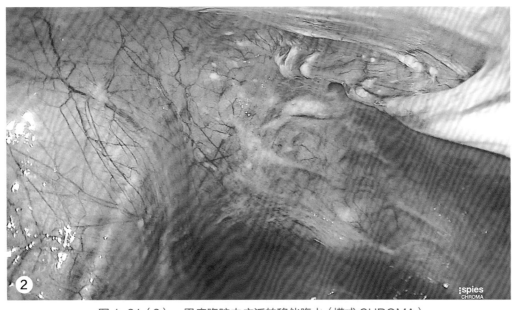

图 1-21（2） 胃癌腹腔内广泛转移伴腹水（模式 CHROMA）

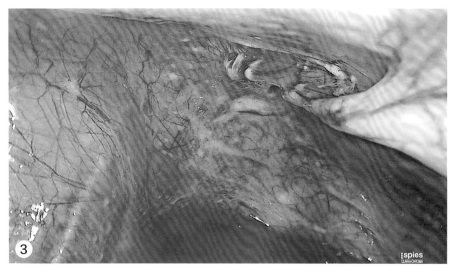

图 1-21（3） 胃癌腹腔内广泛转移伴腹水（模式 CLARA+CHROMA）

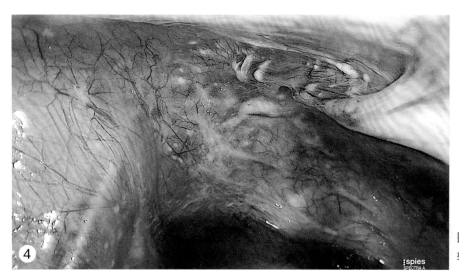

图 1-21（4） 胃癌腹腔内广泛转移伴腹水（模式 SPECTA）

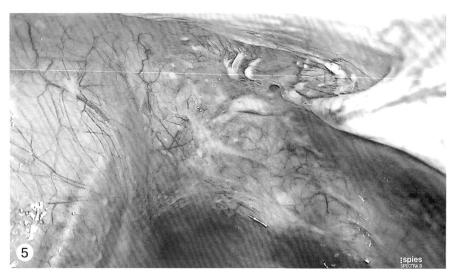

图 1-21（5） 胃癌腹腔内广泛转移伴腹水（模式 SPECTB）

第一章

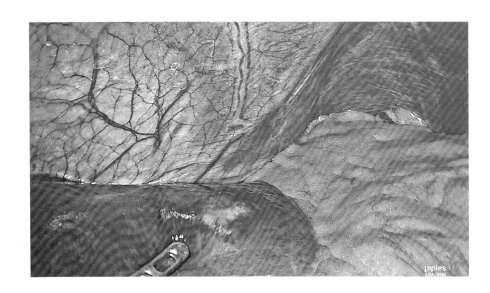

图 1-22　胃癌肝转移

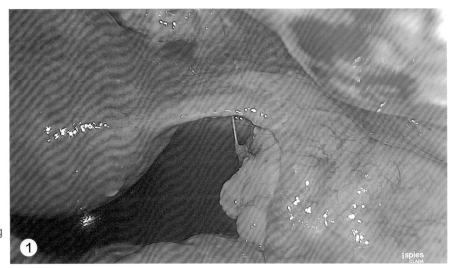

图 1-23（1）　胃癌 Krukenberg
瘤（模式 CLARA）

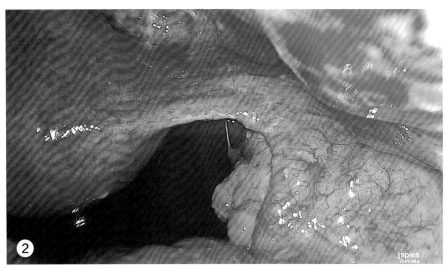

图 1-23（2）　胃癌 Krukenberg
瘤（模式 CHROMA）

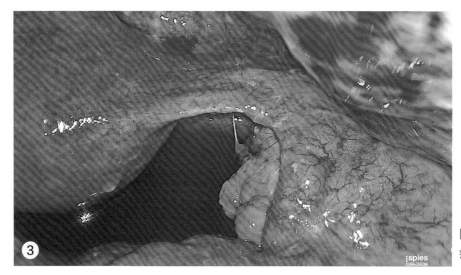

图 1-23（3） 胃癌 Krukenberg
瘤（模式 CLARA+CHROMA）

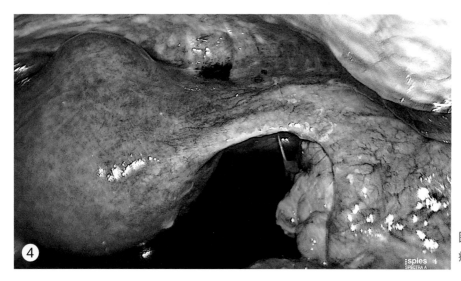

图 1-23（4） 胃癌 Krukenberg
瘤（模式 SPECTA）

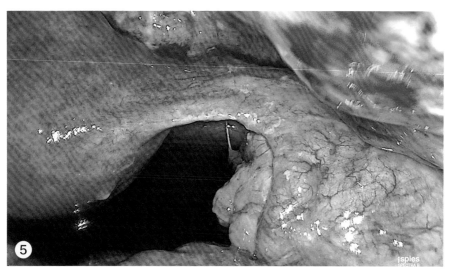

图 1-23（5） 胃癌 Krukenberg
瘤（模式 SPECTB）

本中心亦开展ICG（吲哚菁绿）示踪在腹腔镜胃癌淋巴结清扫术中临床疗效的前瞻性、随机、对照研究（NCT03050879），本书将在相关章节展示（图1-24、图1-25）。

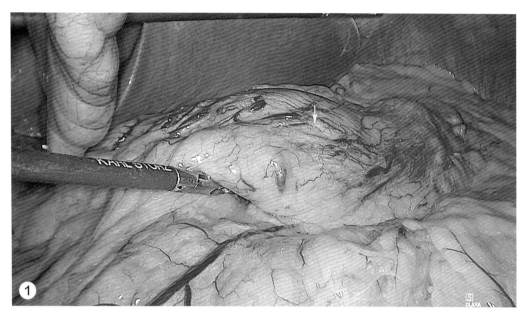

图1-24（1） 术前癌旁注射

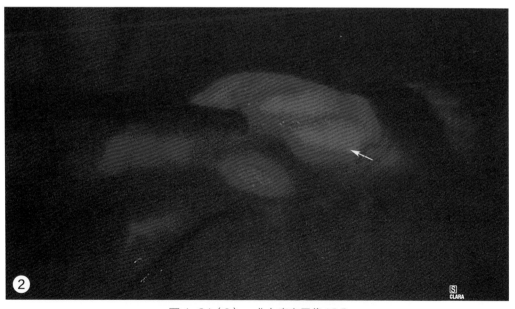

图1-24（2） 术中癌旁显像ICG

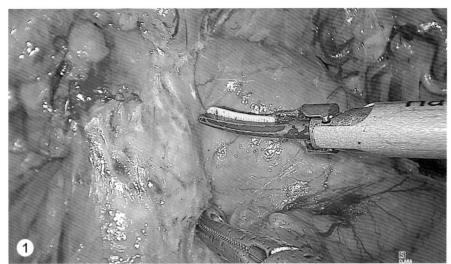

图 1-25（1） 肉眼下观

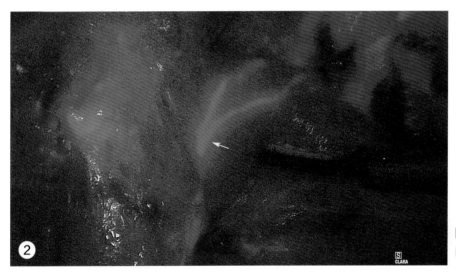

图 1-25（2） ICG 显示胃周淋巴结及淋巴管（模式 CLARA）

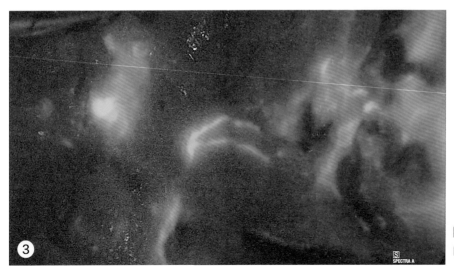

图 1-25（3） ICG 显示胃周淋巴结及淋巴管（模式 SPECTA）

七、淋巴结清扫顺序

原则上是自下而上、由右及左、先大弯后小弯进行操作，最后切断十二指肠和食管。具体步骤如下：

1. 远端胃大部切除术 No.6 → No.7、9、11p → No.3、1 → No.8a、12a、5 → No.4sb（图 1-26）；

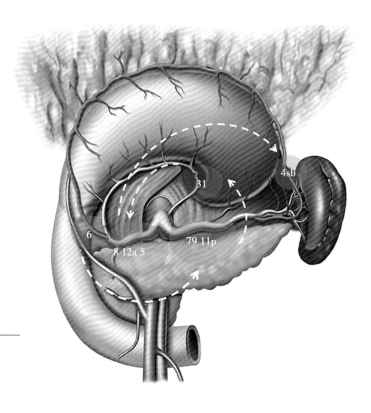

图 1-26 腹腔镜远端胃大部切除术淋巴结清扫顺序

2. 全胃切除术 No.6 → No.7、9、11p → No.8a、12a、5 → No.1 → No.4sb → No.10、11d → No.2（图 1-27）；

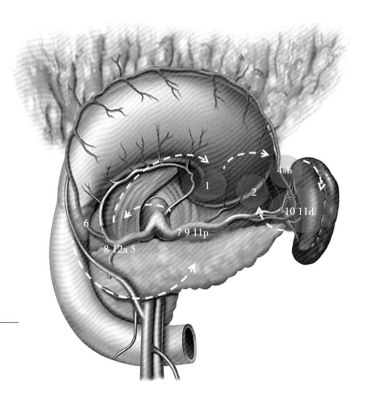

图 1-27 腹腔镜全胃切除术淋巴结清扫顺序

这种淋巴结清扫的顺序优点在于避免了手术体位频繁变动，减少了对病变胃壁组织的频繁钳夹和翻动，术野暴露好。并可使需分离的组织由下而上连成一片，最大限度地遵循了"整块切除"的原则。

超高清腹腔镜胃癌手术图谱

腹腔镜胃癌幽门下区域淋巴结清扫

幽门下区域淋巴结清扫是腹腔镜胃癌根治手术过程中的一个重要环节，主要包括 No.6 淋巴结，部分病例还可能需要清扫 No.14v 淋巴结（图 2-1）。

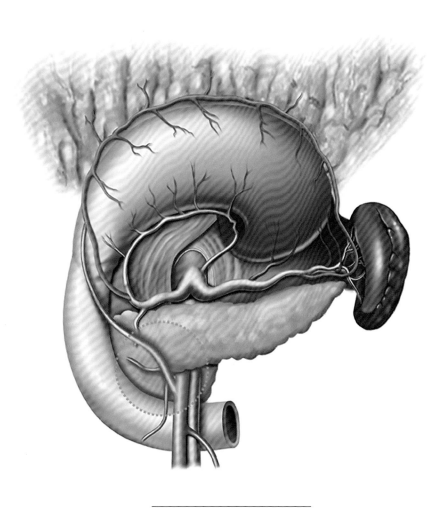

图 2-1　幽门下区域

第二章

第一节 腹腔镜胃癌幽门下区域淋巴结清扫手术步骤

一、切除大网膜，剥离横结肠系膜前叶

（一）切除大网膜

1. 手术入路

横结肠上缘近中央处入路（图2-2），此处为大网膜最薄且为无血管区。

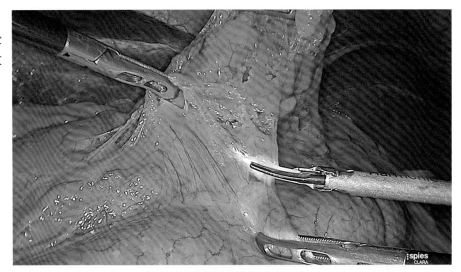

图2-2 横结肠上缘近中央处入路

2. 暴露方式

助手用两把无创抓钳距离横结肠上缘约3~5cm将大网膜向上提起并向两侧展开，术者左手持无创抓钳向下反向牵引横结肠，形成三角牵拉使大网膜处于紧张状态（图2-3）。

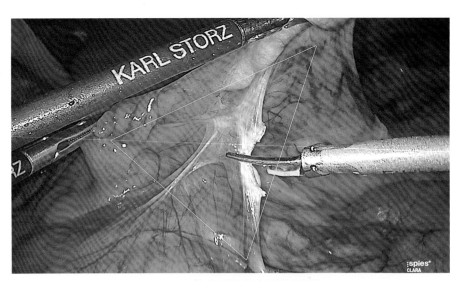

图2-3 三角牵拉张紧大网膜离断缘

3. 手术步骤

超声刀自从横结肠上缘近中央处开始，于无血管区分离入网膜（图2-4），然后分别向左、右扩展切开范围，先向左分离至结肠脾曲（图2-5），再向右分离至结肠肝曲（图2-6），完全游离大网膜横结肠附着缘。

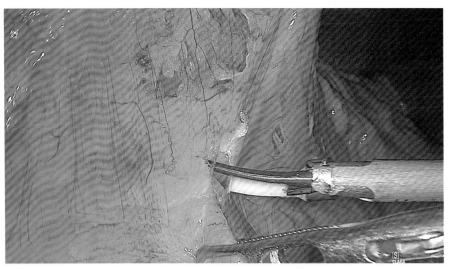

图2-4 横结肠上缘无血管区离断大网膜

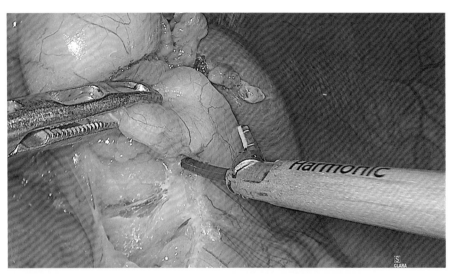

图2-5 离断大网膜至结肠脾曲

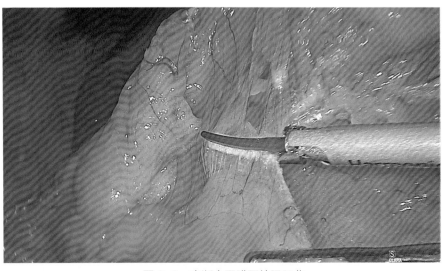

图2-6 离断大网膜至结肠肝曲

第二章

（二）剥离横结肠系膜前叶

1. 手术入路

右侧横结肠上缘入路（图 2-7），因为此处横结肠系膜前后叶之间融合间隙（胃结肠系膜间隙）的组织最为疏松且无血管，方便剥离系膜前叶，不容易引起出血。

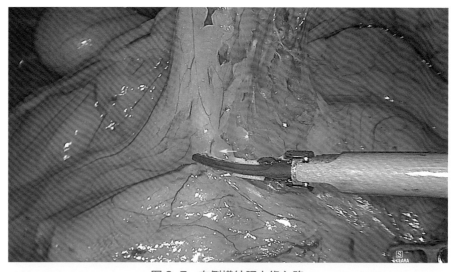

图 2-7　右侧横结肠上缘入路

2. 暴露方式

助手左手持无创抓钳向上提起胃窦部大弯侧网膜（图 2-8），右手持无创抓钳轻轻提起横结肠系膜前叶（图 2-9），术者左手持无创抓钳向下反向按压横结肠系膜，使两者形成一定张力，显露横结肠系膜前后叶之间由疏松结缔组织形成的胃结肠系膜间隙（图 2-10）。在剥离结肠系膜前叶过程中，助手可用无创抓钳沿间隙轻轻地上、下顶推（图 2-11、图 2-12），协助术者进一步分离显露该融合间隙。

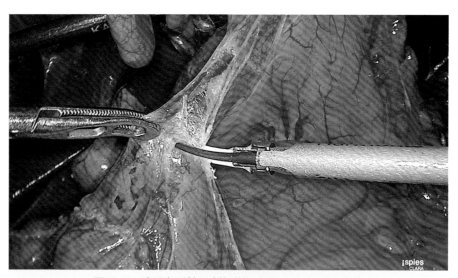

图 2-8　助手左手持无创抓钳提起胃窦部大弯侧网膜

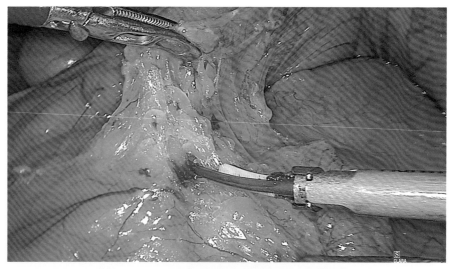

图 2-9　助手右手持无创抓钳提起横结肠系膜前叶

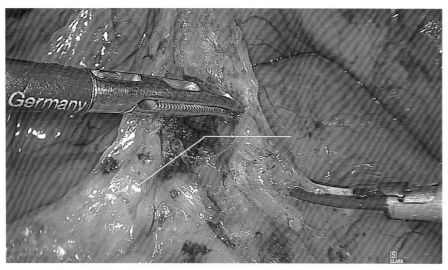

图 2-10　显露横结肠系膜前后叶之间的融合间隙

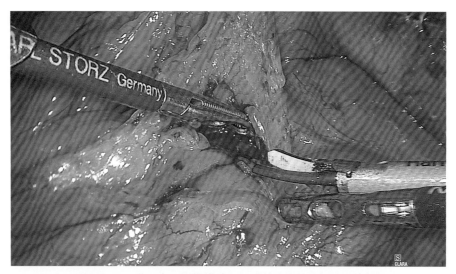

图 2-11　助手向上顶推横结肠系膜前叶协助显露融合间隙

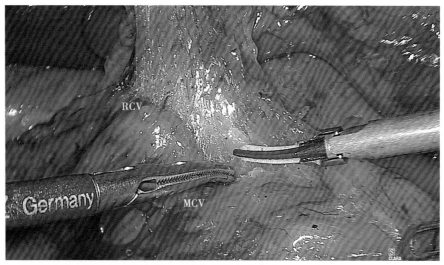

图 2-12　助手向下顶推横结肠系膜后叶协助显露融合间隙

RCV（right colic vein）：右结肠静脉

MCV（middle colic vein）：中结肠静脉

第二章

3. 手术步骤

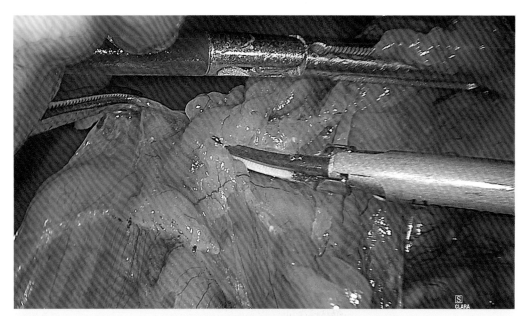

图 2-13　自右侧横结肠上缘开始分离

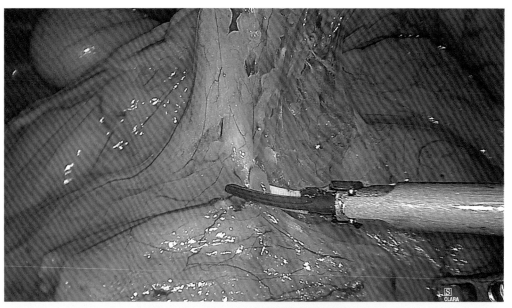

图 2-14　超声刀锐性分离横结肠系膜前叶

超声刀自右侧横结肠上缘开始分离（图 2-13），随后沿横结肠系膜前后叶之间的融合间隙钝、锐性交替分离横结肠系膜前叶（图 2-14、图 2-15），向右侧分离至十二指肠降部内侧缘（图 2-16），向上分离至胰腺下缘（图 2-17）。

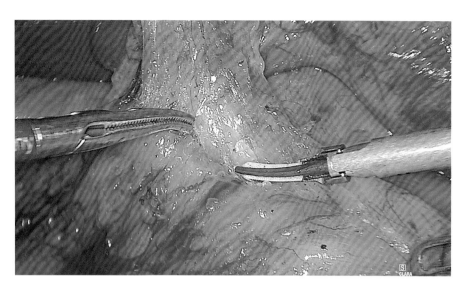

图 2-15 超声刀钝性剥离横结肠系膜前叶

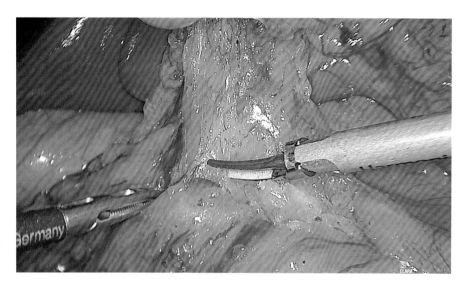

图 2-16 分离横结肠系膜前叶至十二指肠内侧缘

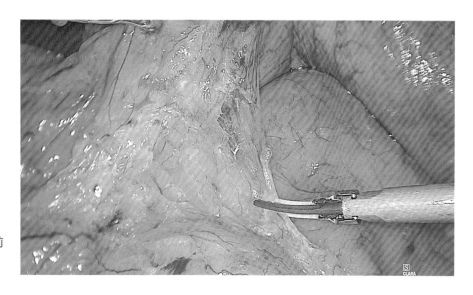

图 2-17 分离横结肠系膜前叶至胰腺下缘

第二章

二、清扫 No.14v 淋巴结

（一）手术入路

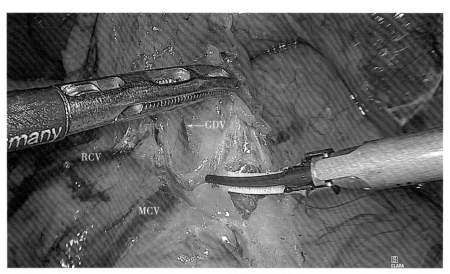

图 2-18　中结肠静脉入路

RCV（right colic vein）：右结肠静脉
GDV（gastroduodenal vein）：胃十二指肠静脉
MCV（middle colic vein）：中结肠静脉

中结肠静脉入路（图 2-18），中结肠静脉和胰颈下缘是术中寻找肠系膜上静脉的解剖定位标志。在横结肠系膜前后叶间胃结肠系膜间隙中循中结肠静脉向近心端追溯至胰颈下缘，就可找到肠系膜上静脉。

（二）暴露方式

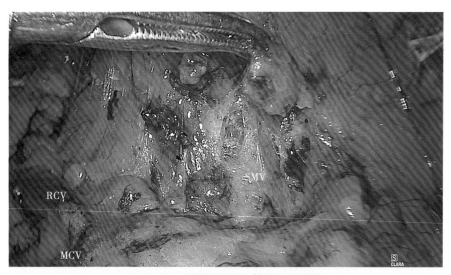

图 2-19　显露肠系膜上静脉根部区域

RCV（right colic vein）：右结肠静脉
MCV（middle colic vein）：中结肠静脉
SMV（superior mesenteric vein）：肠系膜上静脉

助手左手持无创抓钳继续向上提拉胃窦部大弯侧网膜，右手持无创抓钳向上提拉已经分离的横结肠系膜前叶，术者向下按压横结肠系膜后叶，使两者保持适当张力，显露出中结肠静脉及肠系膜上静脉根部术野（图 2-19）。

（三）手术步骤

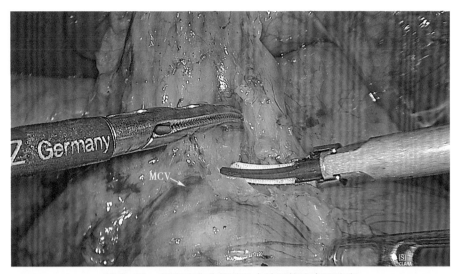

图 2-20　超声刀非功能面沿中结肠静脉表面分离

MCV（middle colic vein）：中结肠静脉

术者用超声刀的非功能面沿中结肠静脉分支表面（图 2-20）循其走行向胰腺下缘方向分离，可显露该静脉在肠系膜上静脉的汇入点（图 2-21）。

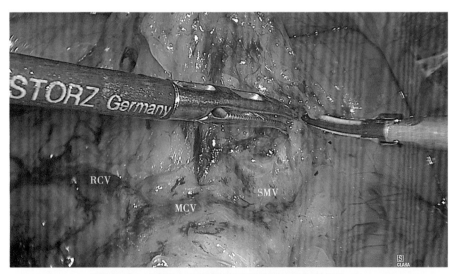

图 2-21　显露中结肠静脉于肠系膜上静脉的汇入点

RCV（right colic vein）：右结肠静脉
MCV（middle colic vein）：中结肠静脉
SMV（superior mesenteric vein）：肠系膜上静脉

第二章

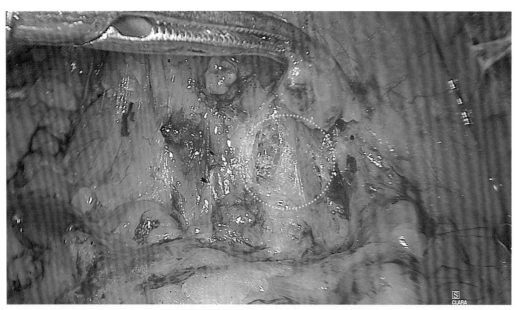

图 2-22　分离至胰颈下缘进入胰十二指肠后间隙

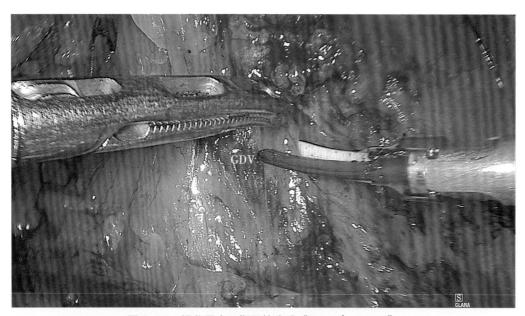

图 2-23　裸化胃十二指肠静脉或 "Henle's trunk"

GDV（gastroduodenal vein）：胃十二指肠静脉

　　继续沿肠系膜上静脉表面的解剖间隙钝、锐性解剖分离其表面的脂肪淋巴组织，向上分离至胰腺下缘，进入胰十二指肠后间隙（图 2-22），向左分离至肠系膜上静脉的左侧缘，向右分离至胃结肠静脉干（Henle's trunk）汇入肠系膜上静脉处（图 2-23）。

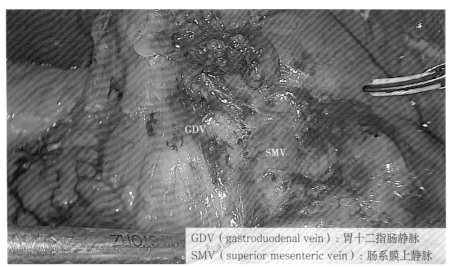

图 2-24 分离显露胃网膜右静脉与右/副右结肠静脉汇合处

GDV（gastroduodenal vein）：胃十二指肠静脉
SMV（superior mesenteric vein）：肠系膜上静脉

第二章

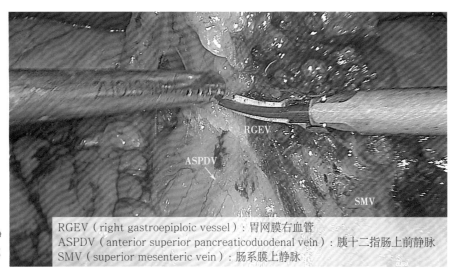

图 2-25 分离显露胃网膜右静脉与胰十二指肠上前静脉汇合部

RGEV（right gastroepiploic vessel）：胃网膜右血管
ASPDV（anterior superior pancreaticoduodenal vein）：胰十二指肠上前静脉
SMV（superior mesenteric vein）：肠系膜上静脉

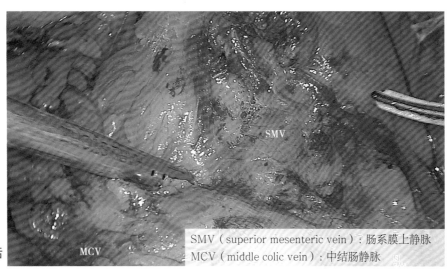

图 2-26 No.14v 淋巴结清扫后

SMV（superior mesenteric vein）：肠系膜上静脉
MCV（middle colic vein）：中结肠静脉

　　随后，超声刀继续向右侧，沿胃结肠静脉干表面的解剖间隙分离，至胃网膜右静脉与右/副右结肠静脉汇合处显露胃十二指肠静脉（图 2-24），最后分离至胃网膜右静脉与胰十二指肠上前静脉汇合部（图 2-25）。完整分离肠系膜上静脉和胃结肠静脉干周围的脂肪淋巴组织，完成 No.14v 淋巴结的清扫（图 2-26）。

三、清扫 No.6 淋巴结

（一）手术入路

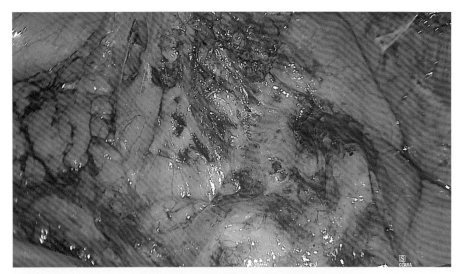

图 2-27　No.6 淋巴结清扫的起点

胃结肠系膜间隙入路（图 2-27），此间隙内的胰十二指肠上前静脉与胃网膜右静脉的汇合处，即为 No.6 淋巴结清扫的起点，循胃网膜右静脉向上可进一步显露胃十二指肠动脉及胃网膜右动脉根部。

（二）暴露方式

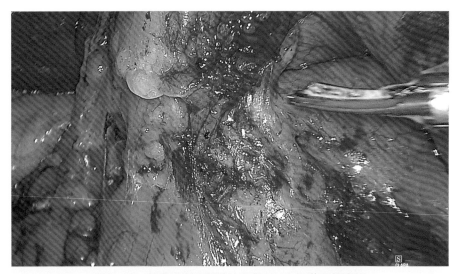

图 2-28　暴露幽门下区域，方便 No.6 组淋巴结清扫

助手左手持无创抓钳抓持胃窦部后壁并向上提起，右手持无创抓钳提起血管表面的脂肪结缔组织，此时术者左手持无创抓钳用一小纱布向下反向按压胰腺下缘横结肠系膜根部，显露幽门下区，为顺利清扫 No.6 淋巴结提供良好的视野和张力（图 2-28）。

（三）手术步骤

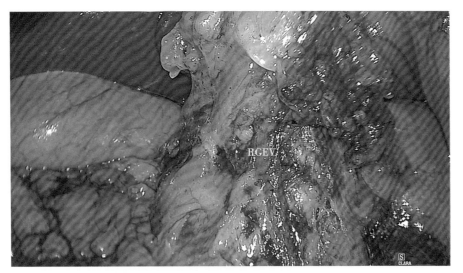

图 2-29　裸化胃网膜右静脉至胰头上缘平面

RGEV（right gastroepiploic vein）：胃网膜右静脉

　　助手右手持无创抓钳向上提拉或者向外侧牵引胃网膜右静脉表面的结缔组织及脂肪淋巴组织，术者用超声刀非功能面自胰十二指肠上前静脉与胃网膜右静脉汇合处开始，沿胃网膜右静脉表面继续向远心端解剖，直至胰头上缘平面（图 2-29）。

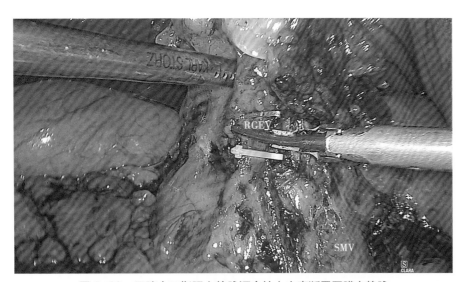

图 2-30　于胰十二指肠上静脉汇合处上方离断胃网膜右静脉

RGEV（right gastroepiploic vein）：胃网膜右静脉
SMV（superior mesenteric vein）：肠系膜上静脉

　　完全裸化胃网膜右静脉后，助手将胃网膜右静脉向外侧牵引使之与胰腺分离，术者于胰十二指肠上前静脉与胃网膜右静脉汇合部上方，上血管夹后离断胃网膜右静脉（图 2-30）。

第二章

第二章

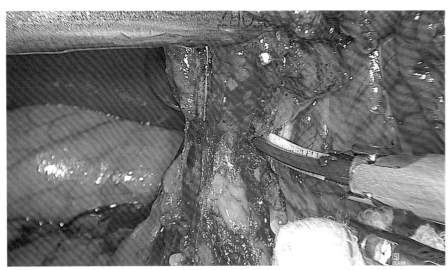

图 2-31　分离十二指肠与胰头沟之间的筋膜间隙

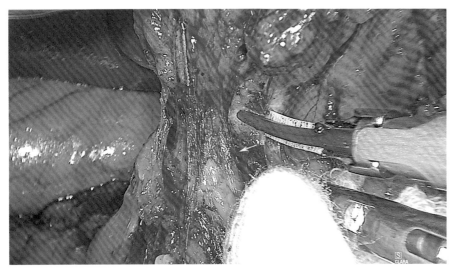

图 2-32　显露胃十二指肠动脉（a）末端

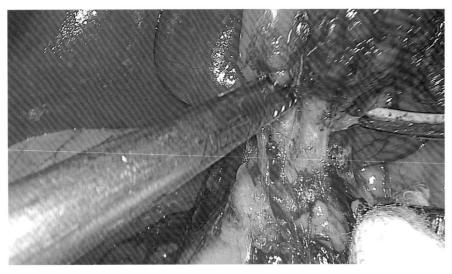

图 2-33　显露胃网膜右动脉根部（a）

　　而后，助手左手抓钳继续向上方提拉胃窦后壁，同时右手抓钳向外侧推开十二指肠球部，术者左手用小纱布向下方轻轻按压胰腺，显露十二指肠胰头间沟（图 2-31），分离显露出胃十二指肠动脉末端（图 2-32），沿胃十二指肠动脉的终末段解剖，暴露胃网膜右动脉根部（图 2-33）。

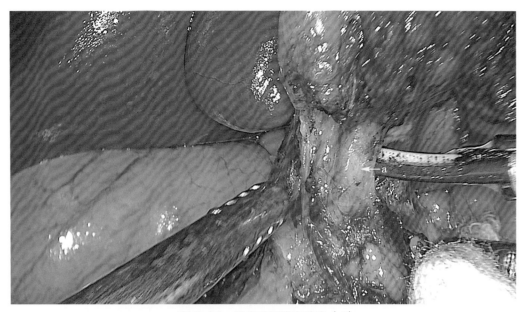

图 2-34 裸化胃网膜右动脉（a）

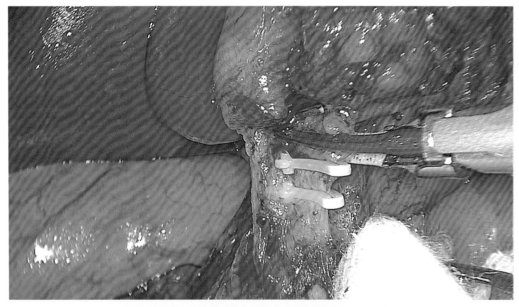

图 2-35 于胃网膜右动脉根部上血管夹并予离断

　　助手抓持胃网膜右动脉表面的脂肪淋巴组织，超声刀沿着动脉表面的解剖间隙向幽门方向分离，完全裸化胃网膜右动脉根部（图 2-34），上血管夹后予以离断（图 2-35）。

第二章

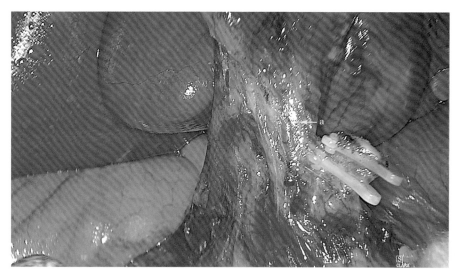

图 2-36　裸化幽门下血管（a）

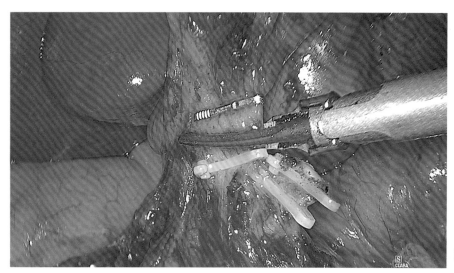

图 2-37　离断幽门下血管

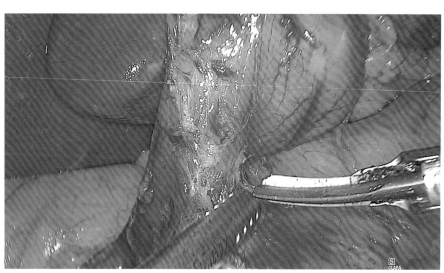

图 2-38　裸化十二指肠壁达
幽门部

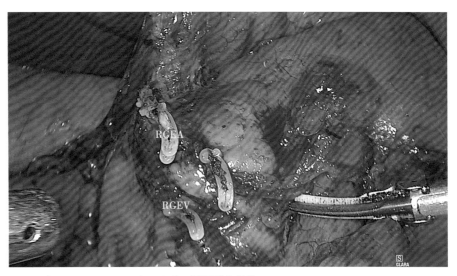

图 2-39　No.6 淋巴结清扫后

RGEV（right gastroepiploic vein）：胃网膜右静脉
RGEA（right gastroepiploic artery）：胃网膜右动脉

　　此外，通常还需离断从胃十二指肠动脉发出的幽门下动脉（图 2-36，图 2-37），在清扫 No.6 淋巴结过程中应避免损伤该动脉而引起出血。随后，超声刀非功能面紧贴十二指肠壁从胃网膜右动脉根部断端开始，继续向幽门方向裸化十二指肠壁达幽门部（图 2-38），整块切除幽门下区脂肪淋巴组织，完成 No.6 淋巴结的清扫（图 2-39）。

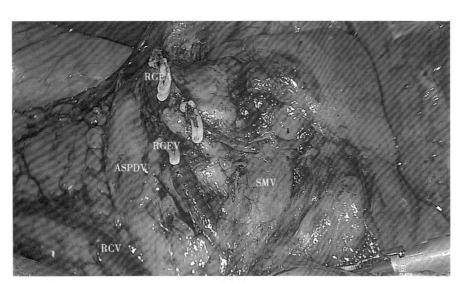

图 2-40　No.14v、No.6 淋巴结清扫后

RGEV（right gastroepiploic vein）：胃网膜右静脉
RGEA（right gastroepiploic artery）：胃网膜右动脉
ASPDV（anterior superior pancreaticoduodenal vein）：胰十二指肠上前静脉
SMV（superior mesenteric vein）：肠系膜上静脉
RCV（right colic vein）：右结肠静脉

　　至此，幽门下区域淋巴结的清扫已完成（图 2-40）。

第二节　腹腔镜胃癌幽门下区域淋巴结清扫的手术注意事项

一、幽门下区域淋巴结清扫时应该注意的术中解剖

（一）与幽门下区域淋巴结清扫相关的筋膜间隙

1. 大网膜

大网膜（图 2-41、图 2-42）右起于十二指肠起始段，向左延续为胃脾韧带，其由 4 层腹膜构成。

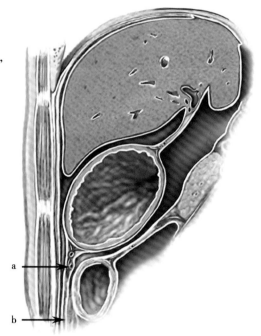

图 2-41　胃结肠韧带（a）与大网膜（b）示意图

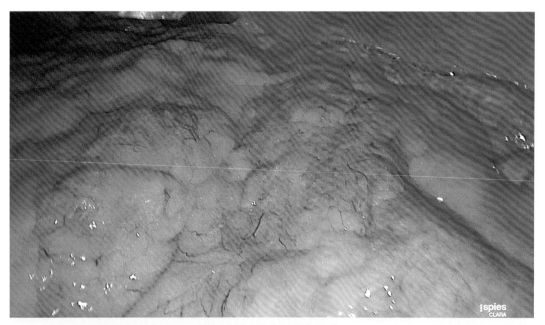

图 2-42　术中所见大网膜

2. 胃结肠系膜间隙

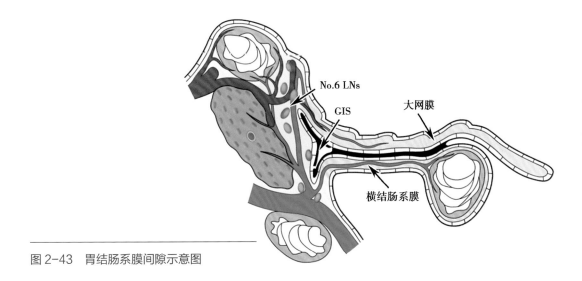

图 2-43　胃结肠系膜间隙示意图

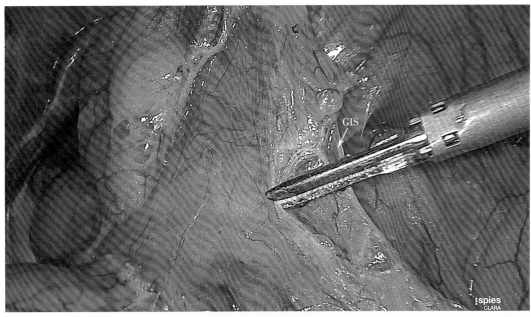

图 2-44　胃结肠系膜间隙

GIS（gastrocolic intrafascial space）：胃结肠系膜间隙

　　大网膜后两层与横结肠系膜在靠近幽门处相互融合形成潜在的充满疏松结缔组织和少量脂肪组织的融合间隙，称为胃结肠系膜间隙，为手术中的一个无血管区，打开该间隙，可暴露胃网膜右血管和幽门下血管进而清扫 No.6 淋巴结（图 2-43、图 2-44）。

3. 横结肠系膜

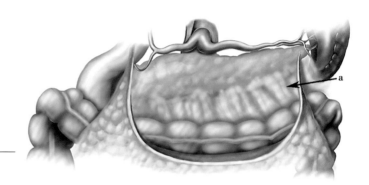

图 2-45　横结肠系膜

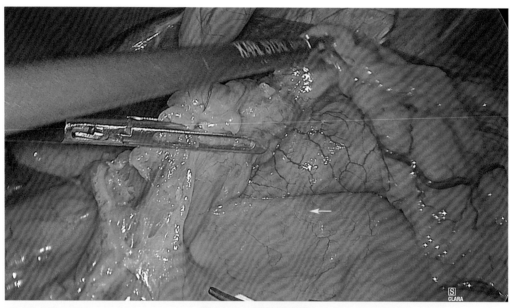

图 2-46　横结肠系膜

　　大网膜的后两层包裹横结肠之后，再向上附着于腹后壁，形成横结肠系膜。（图 2-45、图 2-46 ）。

4. 胰十二指肠筋膜及其系膜间隙

胰十二指肠前后筋膜为胃背系膜后层衍化而成，包绕胰头和十二指肠第二部并与升结肠系膜融合的系膜。胰十二指肠后筋膜与胰腺深筋膜间的间隙称为胰十二指肠后间隙，内有肠系膜上静脉、门静脉走行及 No.14v 组淋巴结（图 2-47）。

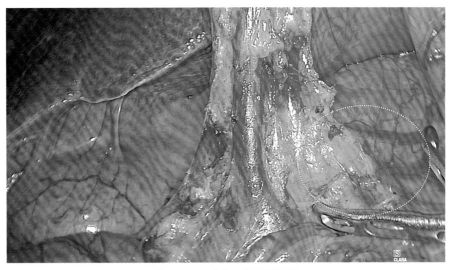

图 2-47　胰十二指肠后间隙

（二）与幽门下区域淋巴结清扫相关的动脉解剖

1. 胃网膜右动脉

胃网膜右动脉管径较粗，是胃窦区主要的供血血管，是胃十二指肠动脉在幽门下平面发出的终末支之一。胃网膜右动脉没有明显变异，通常首先确认胃十二指肠动脉，循着动脉主干分离可以确认胃网膜右动脉的根部（图 2-48）。

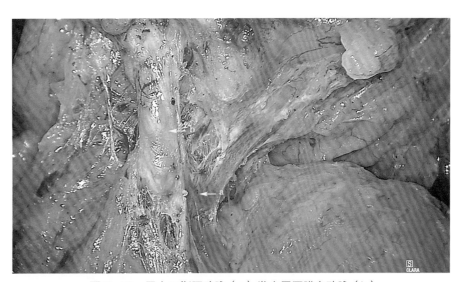

图 2-48　胃十二指肠动脉（a）发出胃网膜右动脉（b）

2. 幽门下动脉

幽门下动脉大部分从胃十二指肠动脉发出（约 85.0%，图 2-49）。

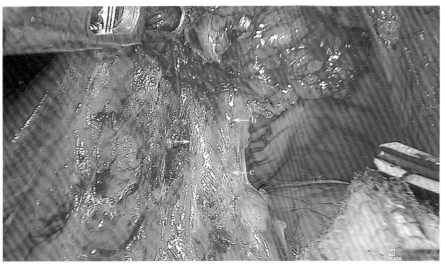

图 2-49　幽门下动脉（a）和胃网膜右动脉（b）分别发自胃十二指肠动脉（c）

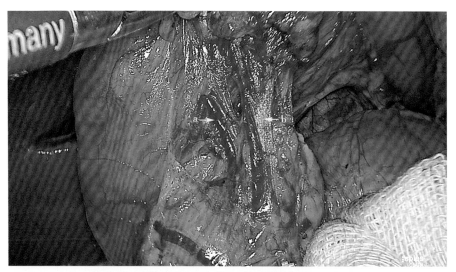

图 2-50　幽门下动脉（a）从胃网膜右动脉（b）发出

　　幽门下动脉少部分由胃网膜右动脉发出（约 15.0%，图 2-50），主要供应幽门部的血液。

3. 胰十二指肠上动脉

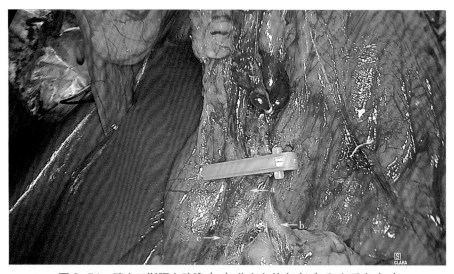

图 2-51　胰十二指肠上动脉（a）分出上前支（b）和上后支（c）

　　胃十二指肠动脉在幽门下缘发出胃网膜右动脉和胰十二指肠上动脉，后者发出上前支和上后支（图 2-51）。

（三）与幽门下区域淋巴结清扫相关的静脉解剖

1. 胃网膜右静脉

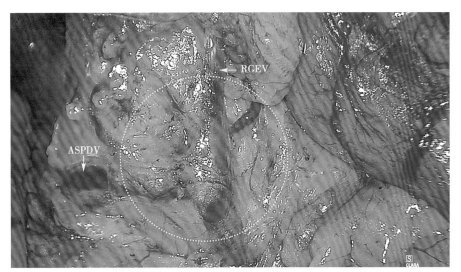

图 2-52　胃网膜右静脉与胰十二指肠上前静脉、右结肠静脉汇合

RGEV（right gastroepiploic vein）：胃网膜右静脉

ASPDV（anterior superior pancreaticoduodenal vein）：胰十二指肠上前静脉

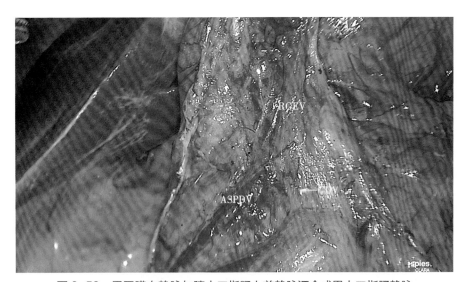

图 2-53　胃网膜右静脉与胰十二指肠上前静脉汇合成胃十二指肠静脉

RGEV（right gastroepiploic vein）：胃网膜右静脉

ASPDV（anterior superior pancreaticoduodenal vein）：胰十二指肠上前静脉

GDV（gastroduodenal vein）：胃十二指肠静脉

与同名动脉伴行，回流到幽门下方后与动脉分开，在胰头前方斜行向下，与胰十二指肠上前静脉汇合成胃十二指肠静脉后（图 2-52、图 2-53），再与右 / 副右结肠静脉汇合，形成胃结肠静脉干（Henle's trunk）（图 2-54），汇入肠系膜上静脉，并最终汇入门静脉系统（图 2-55）。

第二章

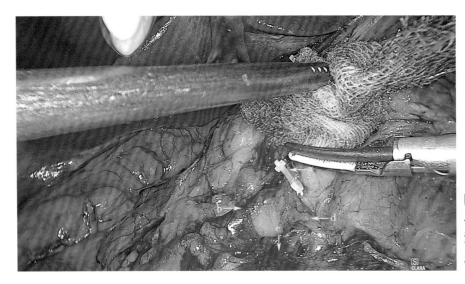

图 2-54　胃网膜右静脉（a）
与胰十二指肠上前静脉（b）
汇合后与右结肠静脉（c）形
成 Henle 干（d）

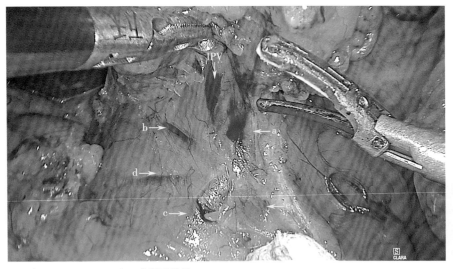

图 2-55　胃网膜右静脉（a）
与胰十二指肠上前静脉（b）、
右结肠静脉（c）、副右结肠静
脉（d）形成 Henle 干（e）

IPV（infrapyloric vein）：幽门下静脉

2. 肠系膜上静脉

　　在肠系膜内，位于肠系
膜上动脉的右侧，至胰颈后
方与脾静脉汇合形成门静脉
（图 2-56）。

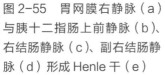

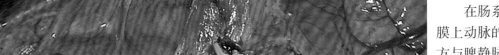

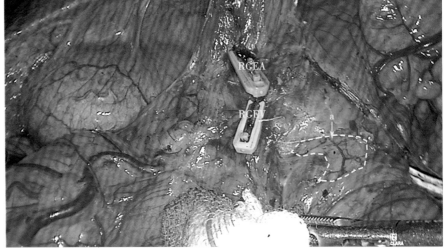

图 2-56　肠系膜上静脉根部（a）

RGEV（right gastroepiploic vein）：胃网膜右静脉
RGEA（right gastroepiploic artery）：胃网膜右动脉

3. 中结肠静脉

（图 2-57）

常与同名动脉伴行，是术中寻找肠系膜上静脉的重要解剖标志。

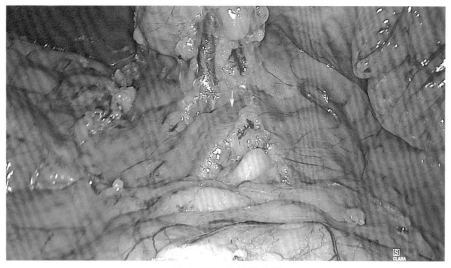

图 2-57　中结肠静脉

（四）与幽门下区域淋巴结清扫相关的淋巴结解剖

1. No.6 淋巴结（幽门下淋巴结）

（1）No.6 淋巴结定义

No.6 淋巴结位于幽门下的胃大弯侧，两层胃系膜之间，包括沿幽门下动脉分布的幽门后淋巴结和幽门下淋巴结，以及分布于胃网膜右静脉与胰十二指肠上前静脉汇合部的淋巴结（图 2-58、图 2-59）。

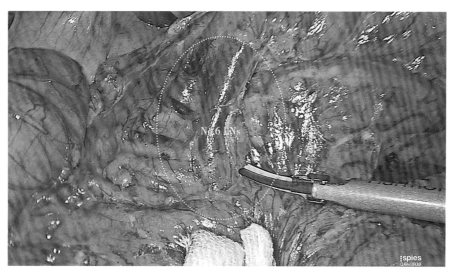

图 2-58　No.6 淋巴结范围

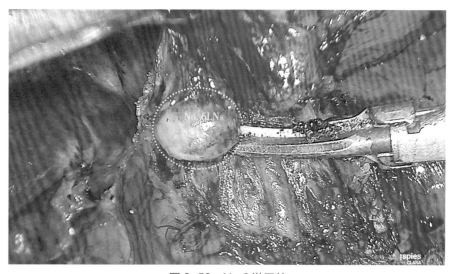

图 2-59　No.6 淋巴结

（2）No.6 淋巴结转移病例（图 2-60 ~ 图 2-62）

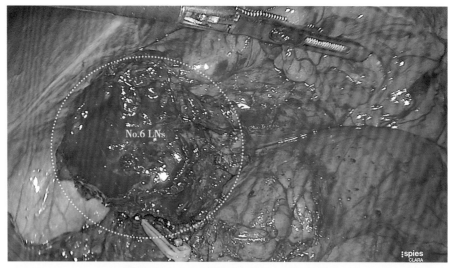

图 2-60　No.6 淋巴结转移（术中所见）

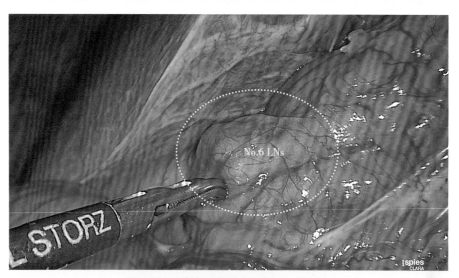

图 2-61　术中探查见 No.6 淋巴结肿大

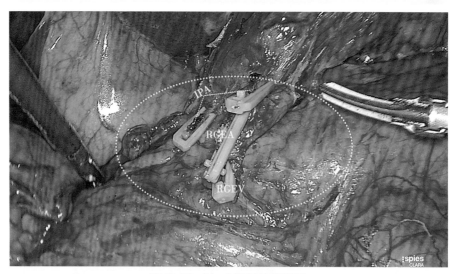

图 2-62　No.6 淋巴结清扫后

RGEV（right gastroepiploic vein）：胃网膜右静脉

RGEA（right gastroepiploic artery）：胃网膜右动脉

IPA（infrapyloric artery）：幽门下动脉

（3）ICG 对 No.6 淋巴结的显示（图 2-63~图 2-68）

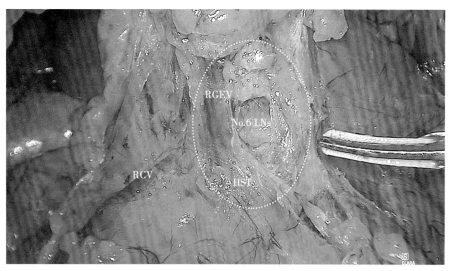

图 2-63　肉眼所见

RGEV（right gastroepiploic vein）：胃网膜右静脉
RCV（right colic vein）：右结肠静脉
HST（Henle's trunk）：胃结肠静脉干

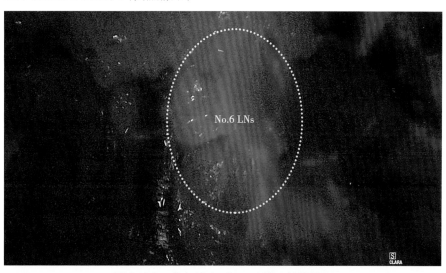

图 2-64　术中 ICG 对 No.6 淋巴结的显示

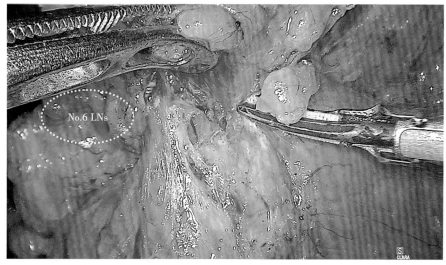

图 2-65　肉眼所见

第二章

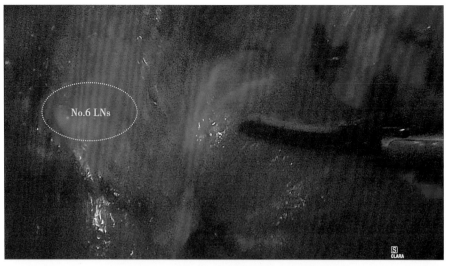

图 2-66　术中 ICG 对 No.6 淋巴结的显示

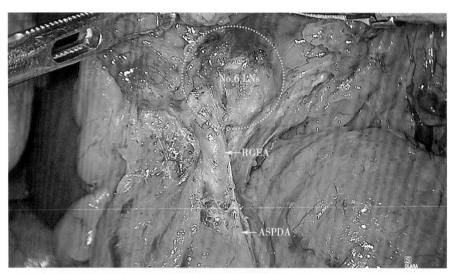

图 2-67　肉眼所见

RGEA（right gastroepiploic artery）：胃网膜右动脉
ASPDA（anterior superior pancreaticoduodenal artery）：胰十二指肠上前动脉

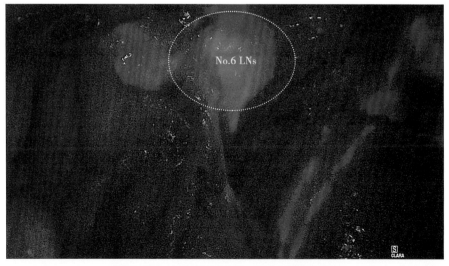

图 2-68　术中 ICG 对 No.6 淋巴结的显示

2. No.14v 淋巴结（肠系膜上静脉根部淋巴结）

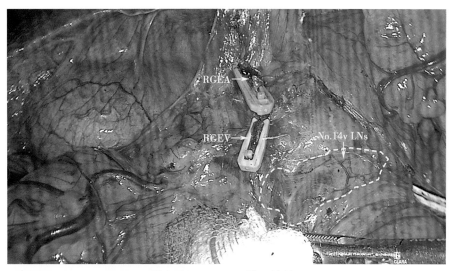

图 2-69　No.14v 淋巴结范围

RGEA（right gastroepiploic artery）：胃网膜右动脉

RGEV（right gastroepiploic vein）：胃网膜右静脉

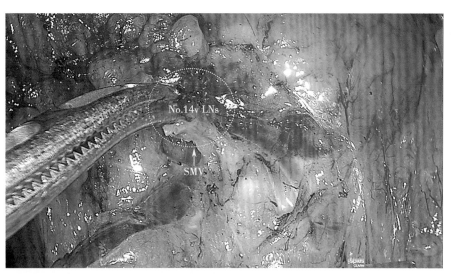

图 2-70　No.14v 淋巴结

SMV（superior mesenteric vein）：肠系膜上静脉

（1）No.14v 淋巴结定义

属于肠系膜上淋巴结的一部分，收纳来自沿肠系膜上血管及其分支分布的淋巴引流。位于肠系膜上静脉根部前面的淋巴结称为 No.14v 淋巴结，其上界为胰腺下缘，右缘为胃网膜右静脉与胰十二指肠上前静脉的汇合部的左侧，左缘为肠系膜上静脉的左缘，下界为中结肠静脉分叉部（图 2-69、图 2-70）。

（2）No.14v 淋巴结转移病例（图 2-71~ 图 2-73）

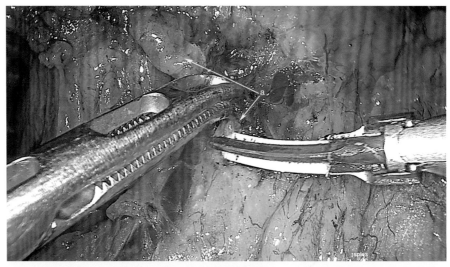

图 2-71　No.14v 淋巴结转移（a）术中所见

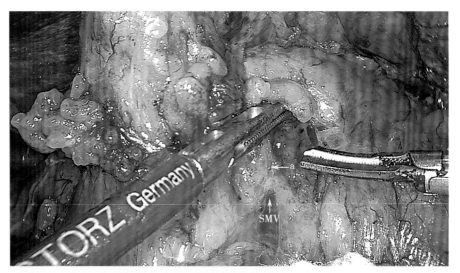

图 2-72　术前探查：No.14v 淋巴结（a）

SMV（superior mesenteric vein）：肠系膜上静脉

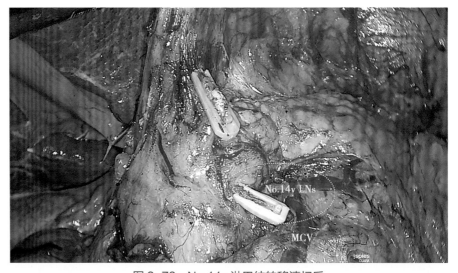

图 2-73　No.14v 淋巴结转移清扫后

MCV（middle colic vein）：中结肠静脉

（3）ICG 对 No.14v 淋巴结的显示（图 2-74，图 2-75）

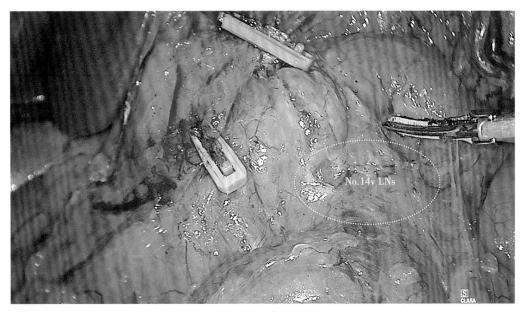

图 2-74　肉眼所见

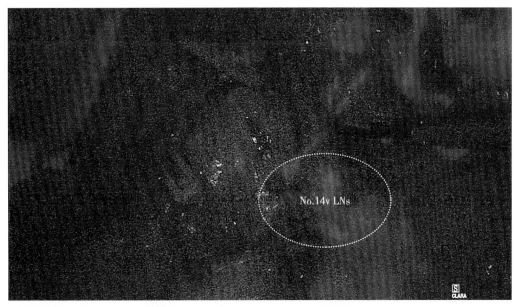

图 2-75　ICG 对 No.14v 淋巴结的显示

二、 幽门下区域淋巴结清扫时术中注意事项

（一）切除大网膜，剥离横结肠系膜前叶时的注意事项

1. 切除大网膜过程中的注意事项

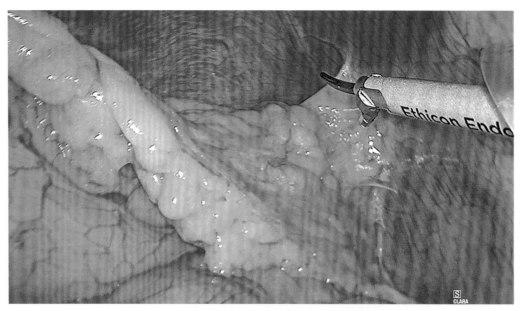

图 2-76　切除大网膜前，需要先松解影响操作的粘连

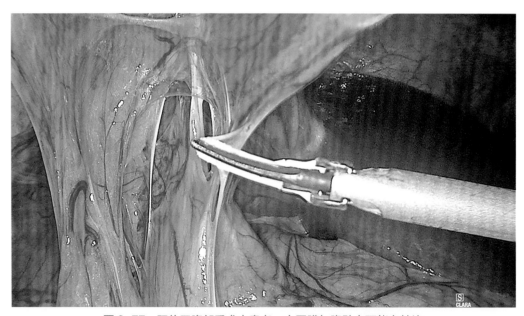

图 2-77　既往无腹部手术史患者，大网膜与腹壁亦可能有粘连

分离大网膜前应先探查腹腔内的情况，有腹部手术史者常常存在粘连，无腹部手术史患者亦可能存在粘连（图 2-76、图 2-77）。

肥胖患者大网膜多而厚，且易出现粘连，横结肠常被包裹其内，不易暴露，分离时可用钝、锐性分离交替进行，小心谨慎，以免损伤结肠（图 2-78）。

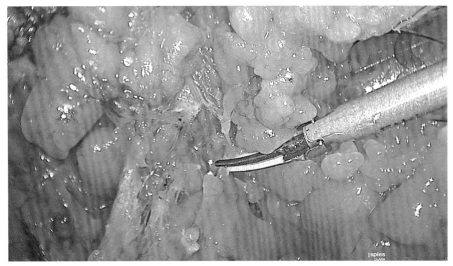

图 2-78　肥胖患者横结肠包绕在脂肪中，应小心分离避免误伤

分离胃结肠系膜时应紧贴胃壁（图 2-79）。

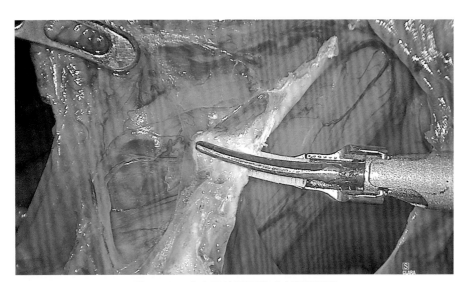

图 2-79　分离胃结肠系膜时应紧贴胃壁

因结肠相对游离，沿横结肠分离可较易找到结肠肝曲，分离后向外牵引结肠肝曲，可较好显露位于内侧的十二指肠（图 2-80）。

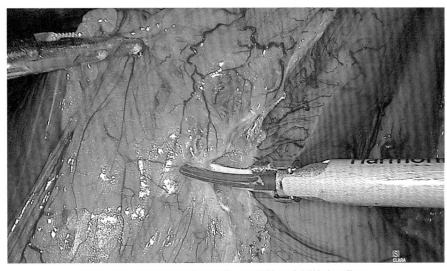

图 2-80　向外牵引结肠肝曲，显露位于内侧的十二指肠

2. 剥离横结肠系膜前叶的注意事项

当分离结肠系膜前叶至靠近胰腺下缘时，助手向上前方提拉胃窦部，术者向下牵引横结肠系膜，此时，横结肠系膜前、后叶间可形成一个夹角为钝角的平面，两平面夹角之间疏松组织，即为分离的层面（图 2-81）。

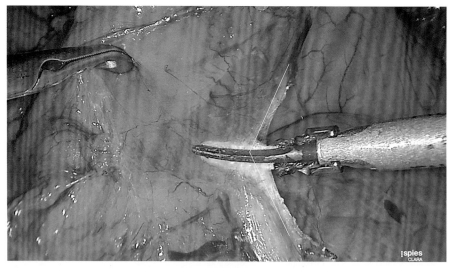

图 2-81　横结肠系膜前后叶间的夹角

如果此间隙暴露不明显，助手右手抓钳向胰头下方轻轻钝性分离，协助该间隙的显露（图 2-82）。

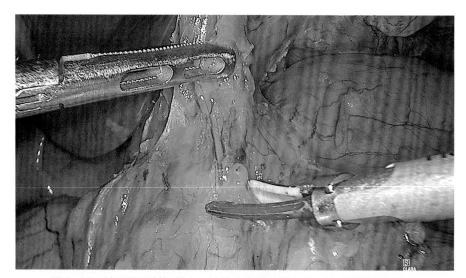

图 2-82　助手用无创抓钳上下钝性分离横结肠系膜，协助暴露解剖间隙

因为横结肠系膜前后叶的筋膜间隙内无血管分布，容易分离且不易出血，若分离过程反复出现小血管出血，应考虑分离平面过深或过浅，需重新寻找解剖平面（图 2-83）。

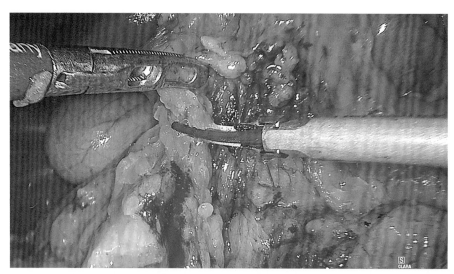

图 2-83　出血提示分离平面过深或过浅，需重新寻找解剖平面

十二指肠内侧缘为横结肠系膜前叶的右侧界，在剥离横结肠系膜前叶的时候，超声刀应该都要分离到该界限，方能完整剥离横结肠系膜前叶，充分松解十二指肠球部和降部与结肠肝曲的粘连，便于助手将胃窦部向上方牵引，利于幽门下区域淋巴结的清扫（图 2-84）。

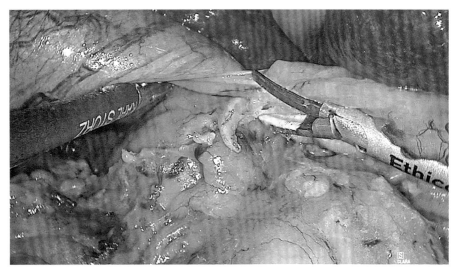

图 2-84　充分松解十二指肠球部和降部与结肠肝曲的粘连

分离横结肠系膜前叶时可能因走行平面过深而导致系膜破损，表现为系膜出现破洞（图 2-85）。

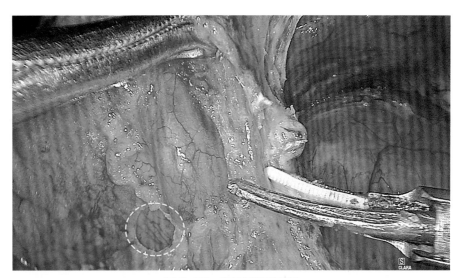

图 2-85　横结肠系膜破损

故当横结肠系膜被上提时，应靠近胃侧分离，正确分辨解剖层面，以免损伤横结肠系膜及其血管（图 2-86）。

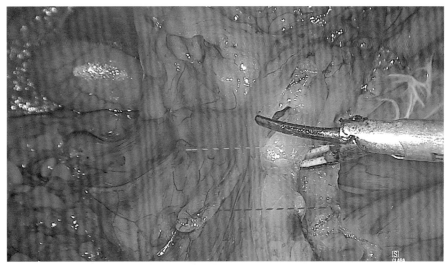

图 2-86　红色虚线表示错误平面，绿色虚线表示正确平面

第二章

49

（二）No.14v 淋巴结清扫中的注意事项

在寻找和暴露解剖间隙时，助手一手抓钳将胃窦后壁向上提起，另一手抓钳与主刀的抓钳对拉，使要分离的组织稍张紧，以利于解剖间隙的暴露和超声刀的操作（图 2-87）。

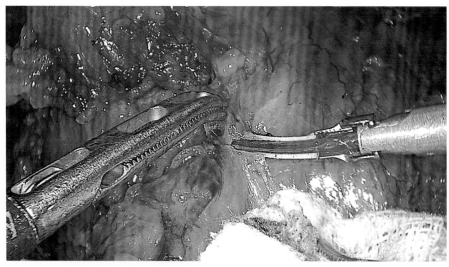

图 2-87　助手协助暴露解剖间隙，提高分离安全性和准确性

对于肥胖或肠系膜上静脉较深而暴露困难的患者，可在胰腺下缘找寻胃网膜右静脉，沿着胃网膜右静脉和结肠中静脉的走行，暴露两支静脉在肠系膜上静脉上的汇入点，从而进入此处的胰后间隙，显露肠系膜上静脉（图 2-88）。

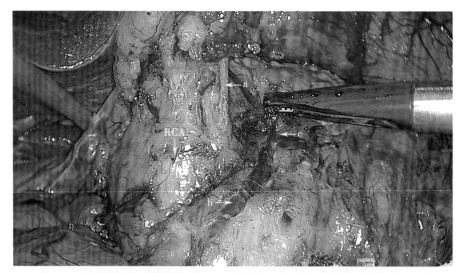

图 2-88　循胃网膜右静脉（a）及中结肠静脉（b）显露肠系膜上静脉（c）

RCA（right colic artery）：右结肠动脉

肥胖患者的脂肪淋巴组织常不易与胰腺组织区分，在清扫肠系膜上静脉根部淋巴结至胰腺下缘时，需仔细辨别脂肪淋巴组织和胰腺组织，应沿着胰腺的表面分离清扫淋巴结，以免损伤胰腺导致术后胰瘘的发生（图 2-89）。

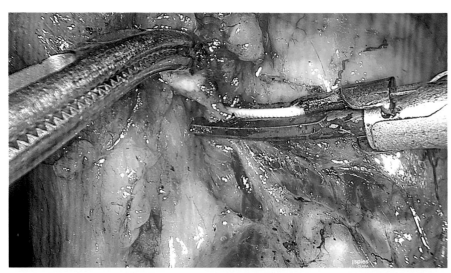

图 2-89　应沿着胰腺的表面分离清扫淋巴结，避免损伤胰腺导致术后胰瘘的发生

应该充分打开中结肠静脉周围的手术平面，在剥离横结肠系膜前叶的同时，自然显露肠系膜上静脉（图 2-90）。

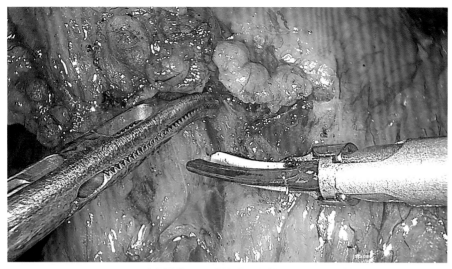

图 2-90　剥离横结肠系膜前叶，自然显露肠系膜上静脉

主刀将中结肠血管及横结肠系膜向下方牵引，可充分暴露脂肪淋巴组织与血管间的间隙，便于超声刀在此间隙进行游离（图 2-91）。

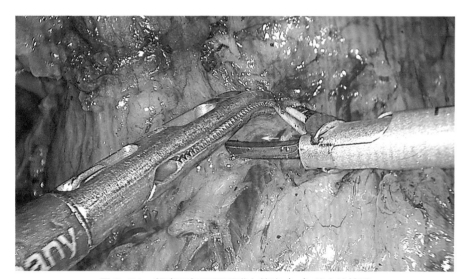

图 2-91　超声刀打开肠系膜上静脉（a）前方的筋膜

因为静脉壁较薄，故在肠系膜静脉表面操作时要求动作要轻柔，应尽量减少钝性分离，主要用超声刀直接切割，并始终将超声刀的非功能面靠近静脉壁，以防止损伤静脉壁引起出血（图 2-92）。

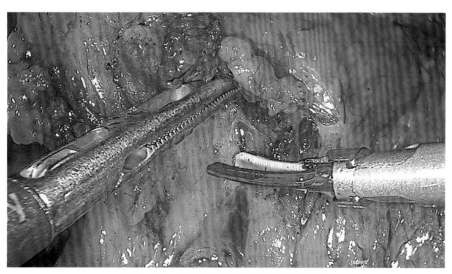

图 2-92　超声刀非功能面靠近血管操作

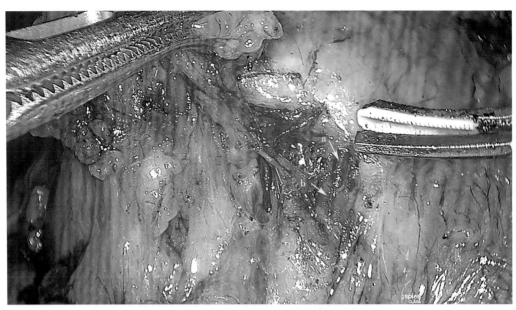

图 2-93　小静脉（a）直接汇入肠系膜上静脉（b）

　　胰腺下缘常常存在小静脉直接汇入肠系膜上静脉（图 2-93），在行 No.14v 淋巴结清扫时，应尽量避免切断这些小静脉，因为肠系膜上静脉的压力较高，且静脉壁薄，易引起出血。

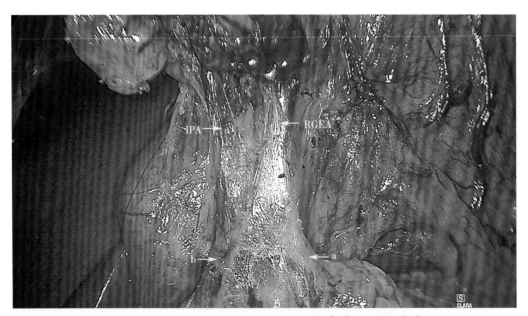

图 2-94　胰十二指肠上动脉发出的上前支（a）、上后支（b）

RGEA（right gastroepiploic artery）：胃网膜右动脉

IPA（infrapyloric artery）：幽门下动脉

　　少数患者胰十二指肠上动脉发出的分支较浅表，显露于胰腺表面，故在分离胰腺被膜和清扫 No.14v 淋巴结时须注意勿损伤此血管（图 2-94）。

（三）No.6 淋巴结清扫中常见情况及注意事项

当胃窦部的肿瘤较大，助手无法钳夹胃窦壁时，可以利用无创抓钳从胃窦后壁挑起胃壁或钳夹较多的网膜组织，以显露解剖间隙（图 2-95）。

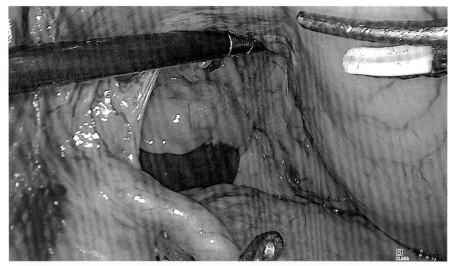

图 2-95　胃窦后壁肿瘤，助手用无创抓钳挑起胃窦暴露视野

当幽门下区的脂肪淋巴组织较多而影响暴露时（图 2-96），可用一块小纱布将下垂的脂肪组织固定于肝与十二指肠之间，以便更好地暴露幽门下区域（图 2-97）。

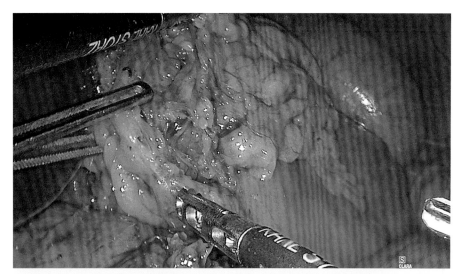

图 2-96　翻转胃体之前，脂肪多，影响幽门下区的显露

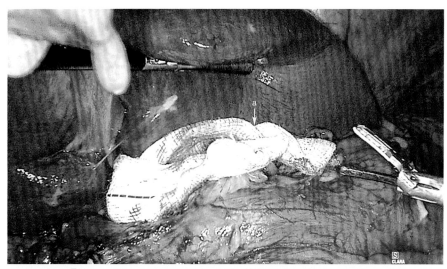

图 2-97　小纱布（a）将下垂的脂肪组织固定于肝与十二指肠之间，
以便更好地暴露幽门下区

第二章

53

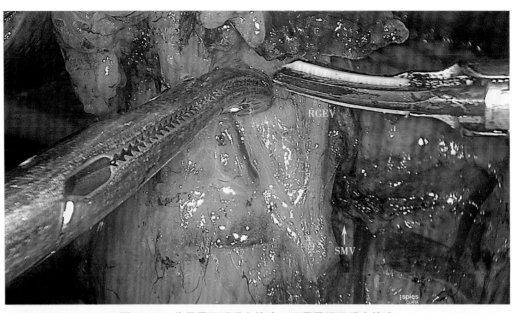

图 2-98　先暴露肠系膜上静脉，再暴露胃网膜右静脉

RGEV（right gastroepiploic vein）：胃网膜右静脉
SMV（superior mesenteric vein）：肠系膜上静脉

肥胖或伴肿大的 No.6 淋巴结者，若胰十二指肠上前静脉与胃网膜右静脉汇合处手术入路点不易确定，应先暴露肠系膜上静脉及 Henle 干，由下而上沿着胰头表面显露胃网膜右静脉的起点（图 2-98）。

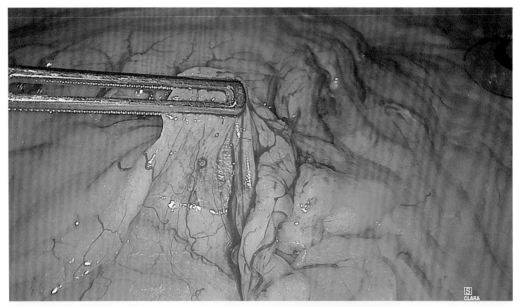

图 2-99　暴力牵拉，导致网膜组织撕裂出血

在游离十二指肠的过程中，应该注意组织间的界限，防止其他器官组织（如胆囊、结肠、胰腺等）的副损伤。助手在暴露的过程中，牵拉网膜组织力度应适宜，以免撕裂网膜组织引起出血（图 2-99）。

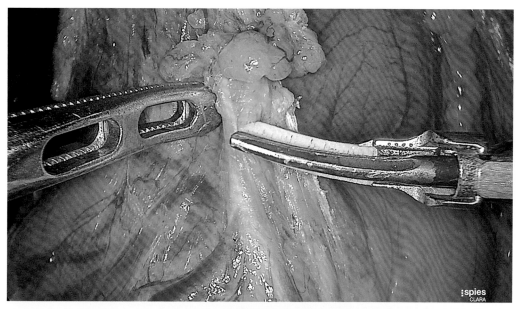

图 2-100　超声刀沿血管纵轴方向裸化

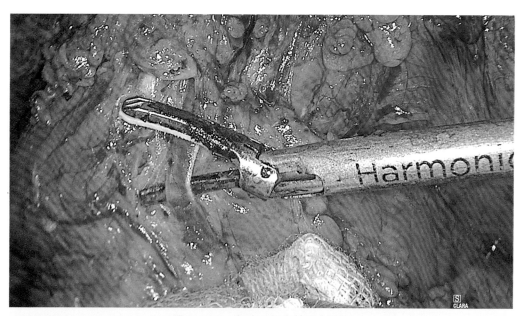

图 2-101　超声刀将血管完全游离

　　利用超声刀分离功能，沿着血管横轴和纵轴交替分离裸化胃网膜右静脉周围脂肪组织，完全游离静脉后方（图 2-100、图 2-101）。

部分患者，在幽门下区常常会出现迷走胰腺和异型胰腺腺叶，其与肿大的幽门下淋巴结和脂肪组织外观上较为相似，手术时应予以鉴别。迷走胰腺可予以切除，而异型腺叶组织则需保留（图2-102~图2-104），以避免引起出血或术后胰瘘的发生。

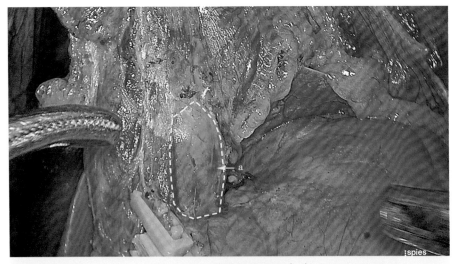

图 2-102　异型胰腺腺叶（a）

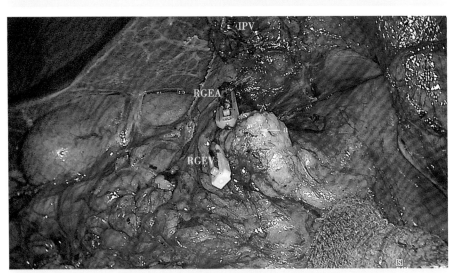

图 2-103　保留异型胰腺腺叶组织（a）

RGEV（right gastroepiploic vein）：胃网膜右静脉
RGEA（right gastroepiploic artery）：胃网膜右动脉
IPV（infrapyloric vein）：幽门下静脉

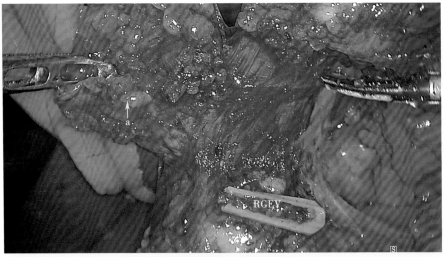

图 2-104　壁上的迷走胰腺组织（a）

RGEV（right gastroepiploic vessel）：胃网膜右血管

由于 No.6 淋巴结引流区位于胃网膜右动、静脉之间，动脉的离断平面位于胰头表面上方，而静脉的离断平面位于胰头表面下方，故两条血管要在不同平面分别离断，且应先结扎切断胃网膜右静脉，以免在分离时引起撕裂出血（图 2-105、图 2-106）。

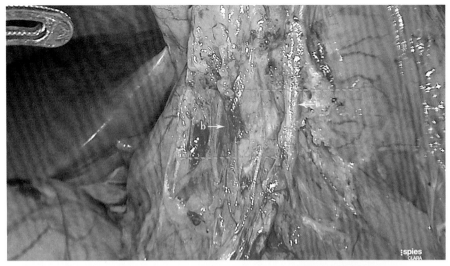

图 2-105　于不同平面离断胃网膜右动脉（a）和胃网膜右静脉（b）

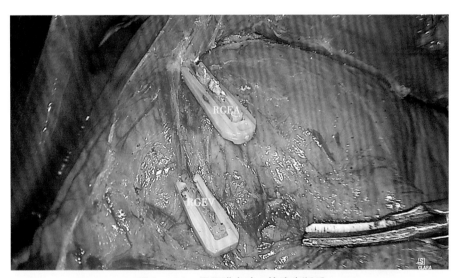

图 2-106　胃网膜右动、静脉离断后

RGEA（right gastroepiploic artery）：胃网膜右动脉
RGEV（right gastroepiploic vein）：胃网膜右静脉

胃网膜右静脉的离断平面位于胰十二指肠上前静脉汇入点的上方，故在胰头表面分离胃网膜右静脉时，必须注意来自右后方的胰十二指肠上前静脉（图 2-107）。

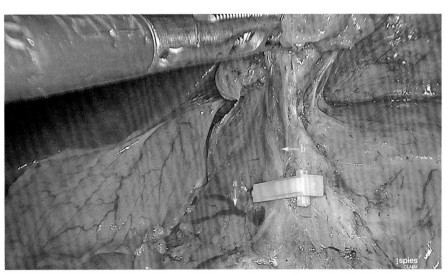

图 2-107　胰十二指肠上静脉（a）汇入点上方切断胃网膜右静脉（b）

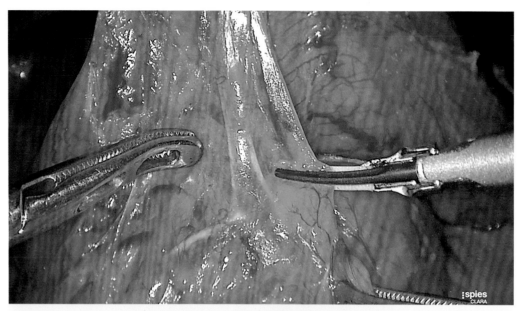

图 2-108　胃网膜右静脉暴露不充分

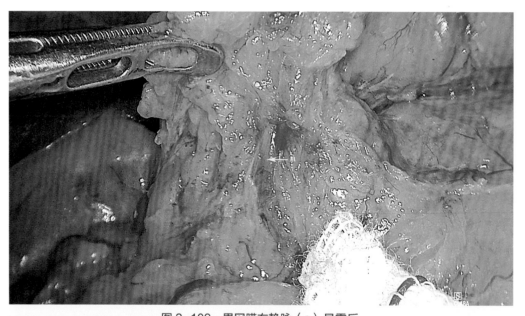

图 2-109　胃网膜右静脉（a）显露后

　　当胃网膜右静脉直接汇入肠系膜上静脉时，可于胰腺下缘水平将其离断。当胃网膜右静脉、胰十二指肠上前静脉和右结肠静脉汇合，在肠系膜上静脉右侧形成 Henle 干时，在胃网膜右静脉根部暴露不充分的情况下，注意勿将 Henle 干或胰十二指肠上前静脉结扎或离断（图 2-108、图 2-109）。

胃网膜右静脉被离断后，助手将胃网膜右动脉向上提拉，此时胃十二指肠动脉及胰十二指肠上动脉也可能会随着胃网膜右动脉的牵拉而上提，主刀在结扎胃网膜右动脉根部时，应在胃十二指肠动脉发出胰十二指肠上动脉后将其离断，切勿结扎平面过低而导致胰十二指肠上前动脉被误扎而影响局部血供（图 2-110、图 2-111）。

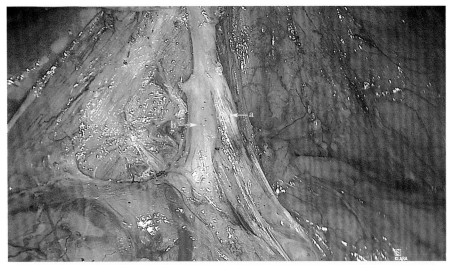

图 2-110　牵拉不当，容易将胃十二指肠动脉（a）及胰十二指肠上动脉（b）误断

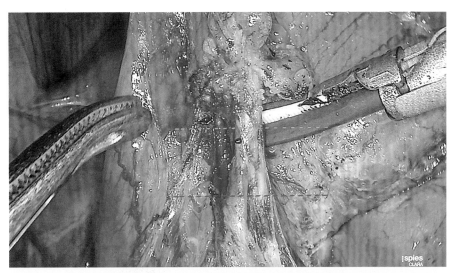

图 2-111　应于绿色虚线处切断胃网膜右动脉

幽门下动脉常于胃网膜右动脉后方由胃十二指肠动脉发出，故在切断胃网膜右动脉后还需注意该动脉的存在，其较细且有分支，不易完全裸化，应先予以结扎后用超声刀的慢档离断（图 2-112）。

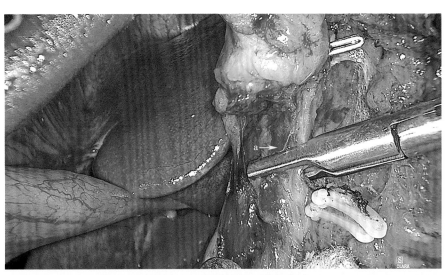

图 2-112　结扎幽门下动脉（a）

第二章

超高清腹腔镜胃癌手术图谱

腹腔镜胃癌胰腺上缘区域淋巴结清扫

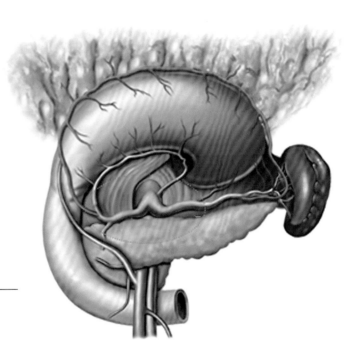

图 3-1　胰腺上缘区域

第一节　腹腔镜胃癌胰腺上缘区域淋巴结清扫步骤

胰腺上缘区域（图 3-1）需要清扫的淋巴结包括 No.5、7、8a、9、11p、12a 组。在该区域淋巴结清扫中，我们并不先离断十二指肠，而是借助肝胃韧带挡住左肝外叶，从胃后方裸化血管和清扫脂肪淋巴组织，实现淋巴结的彻底清扫（图 3-2）。同时，我们采取自左向右的顺序：No.11p → No.9 → No.7 → No.8a → No.5 → No.12a 淋巴结。实际上前一组淋巴结的清扫亦为下一组清扫创造便利条件。

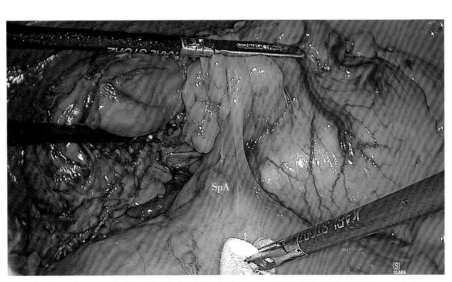

图 3-2　借助肝胃韧带挡住左肝外叶，从胃后方清扫淋巴结

SpA（splenic artery）：脾动脉

61

一、清扫 No. 7、8a、9、11p 淋巴结

（一）手术入路

左侧入路（图 3-3），主要是由于脾动脉起始段位置相对恒定，解剖变异少（图 3-4），且其与胰腺上缘的距离最近，剥离胰腺包膜后很容易显露脾动脉的起始段（图 3-5）。

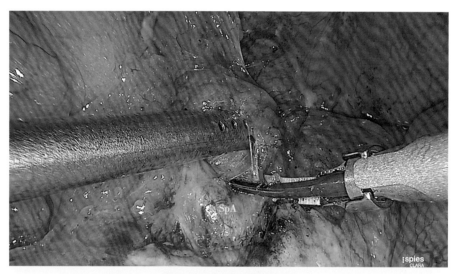

图 3-3　左侧入路起始点

SpA（splenic artery）：脾动脉

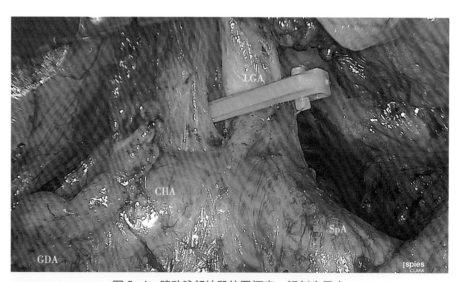

图 3-4　脾动脉起始段位置恒定，解剖变异少

CHA（common hepatic artery）：肝总动脉

GDA（gastroduodenal artery）：胃十二指肠动脉

LGA（left gastric artery）：胃左动脉

SpA（splenic artery）：脾动脉

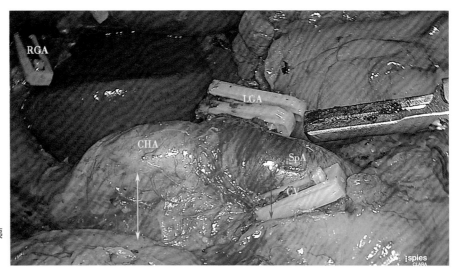

图 3-5　脾动脉起始段紧贴胰腺上缘，距离最短，易于显露

RGA（right gastric artery）：胃右动脉　　　　CHA（common hepatic artery）：肝总动脉
LGA（left gastric artery）：胃左动脉　　　　　CV（coronary vein）：冠状静脉
SpA（splenic artery）：脾动脉

　　我们以脾动脉的起始段作为解剖标志，向右可进一步显露腹腔动脉、胃左动脉及肝总动脉（图3-6），且该入路手术操作空间大，血管分支少，出血风险小（图3-7）。

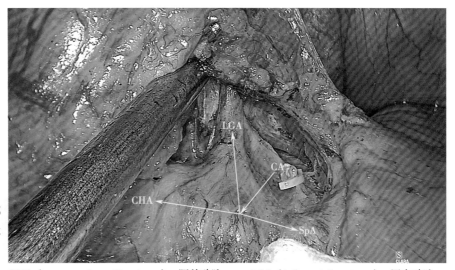

图 3-6　从脾动脉（a）根部向右找寻腹腔动脉、胃左动脉及肝总动脉

CHA（common hepatic artery）：肝总动脉　　　LGA（left gastric artery）：胃左动脉
SpA（splenic artery）：脾动脉　　　　　　　　CA（celiac artery）：腹腔动脉

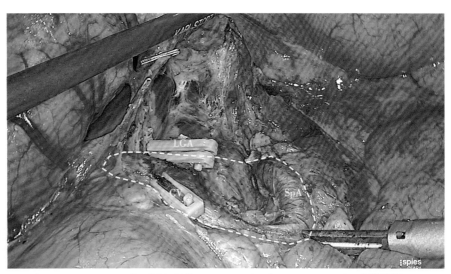

图 3-7　脾动脉干近端附近血管分支少，出血风险小

LGA（left gastric artery）：胃左动脉　　　　　CV（coronary vein）：冠状静脉
SpA（splenic artery）：脾动脉

（二）暴露方式

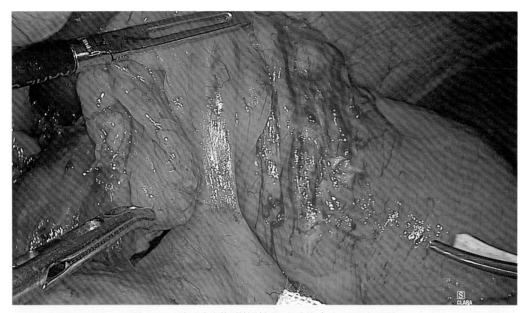

图 3-8　助手左侧抓钳提拉胃胰襞约中上 1/3 交界处

助手将离断的大网膜置于左上腹和胃体前壁及左肝下缘之间，并向头侧翻转胃体大弯侧。然后左手抓钳钳夹胃胰襞约中上 1/3 交界处并保持向上提拉（图 3-8），右手抓钳向外侧推开十二指肠球部后壁，主刀左手钳夹一块小纱布将胰腺体部表面最高处向下轻轻按压。

（三）手术步骤

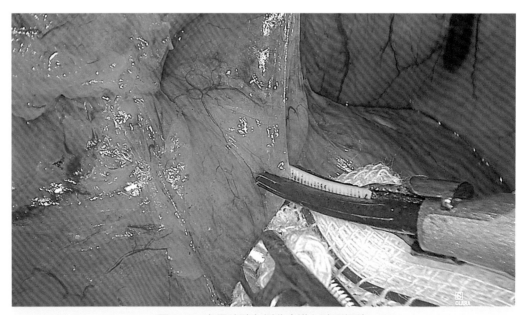

图 3-9　自胃胰襞左侧分离进入胰后间隙

超声刀紧贴胰腺表面细致地剥离胰腺被膜直至胰腺上缘水平，打开胃胰襞进入胰后间隙（图 3-9），并向右侧打开肝胰皱襞。随后，助手右手于胃胰襞的左侧提起已分离的胰腺被膜组织，超声刀进一步分离，首先显露脾动脉起始段（图 3-10、图 3-11）。

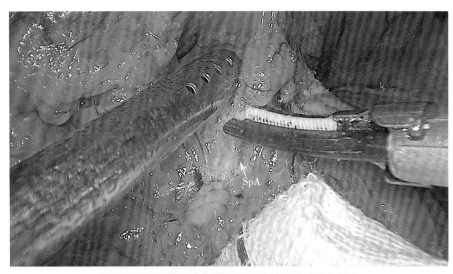

图 3-10 于胃胰襞左侧胰后间隙找寻脾动脉起始部

SpA（splenic artery）：脾动脉

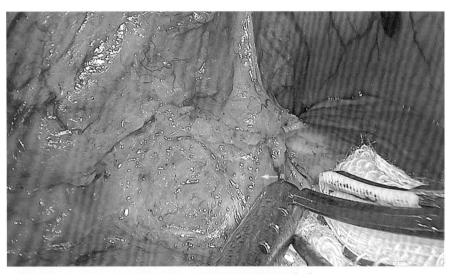

图 3-11 显露脾动脉起始段（a）

随后，助手提起脾动脉起始部表面已分离的脂肪结缔组织，超声刀非功能面紧贴脾动脉，沿其表面的解剖间隙向右分离至其根部，此时可显露肝总动脉的起始部（图 3-12）。

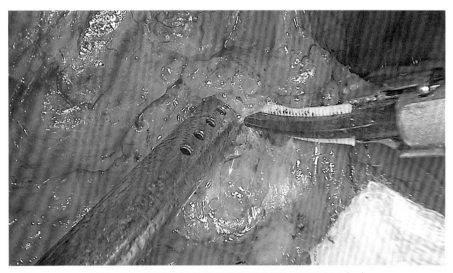

图 3-12 于脾动脉根部分离显露肝总动脉起始部（a）

第三章

65

随后，超声刀从肝总动脉起始部沿着腹腔动脉右侧缘表面的解剖间隙，解剖分离进一步显露冠状静脉（图 3-13），于肝总动脉上缘平面清扫其周围的脂肪淋巴组织，完全裸化冠状静脉后上血管夹并予以离断（图 3-14、图 3-15）。

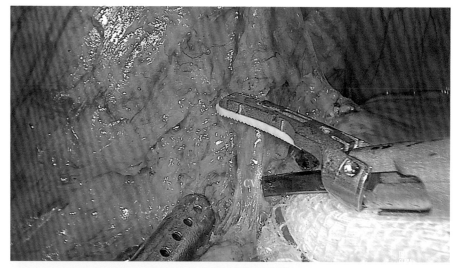

图 3-13　显露及裸化冠状静脉

CV（coronary vein）：冠状静脉

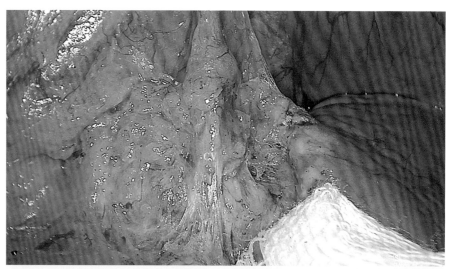

图 3-14　冠状静脉

CV（coronary vein）：冠状静脉

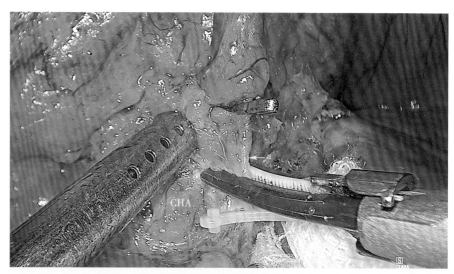

图 3-15　肝总动脉上缘水平离断胃冠状静脉（a）

CHA（common hepatic artery）：肝总动脉

第三章

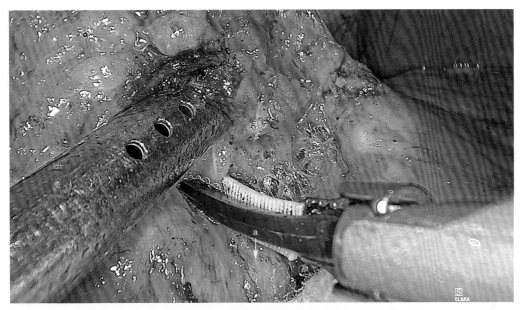

图 3-16　沿胰腺上缘、脾动脉（a）表面清扫 No.11p 淋巴结

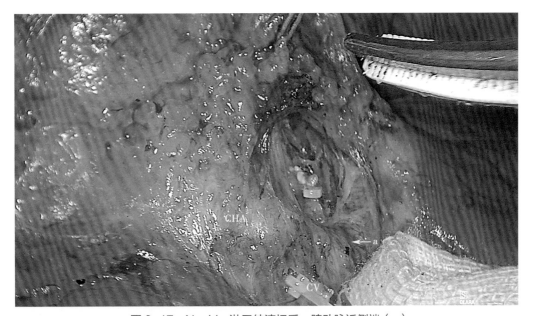

图 3-17　No.11p 淋巴结清扫后，脾动脉近侧端（a）

CHA（common hepatic artery）：肝总动脉
CV（coronary vein）：冠状静脉

　　大致了解脾动脉在胰体上缘的走行以后，助手右手继续提起脾动脉表面的脂肪淋巴组织，超声刀沿脾动脉走行方向紧贴脾动脉细致地解剖分离脾动脉（图 3-16），直至胃后动脉分支附近，整块清除脾动脉干近端周围的脂肪淋巴组织，完成 No.11p 淋巴结清扫（图 3-17）。

第三章

No.9淋巴结的清扫从脾动脉起始部开始，助手右手提起胃胰襞左侧已清扫的脂肪淋巴组织，超声刀沿着腹腔动脉左侧缘表面的解剖间隙（图3-18），往膈肌脚方向清除其表面的脂肪淋巴组织，显露胃左动脉根部的左侧缘（图3-19），直至打开胃膈韧带（图3-20）。

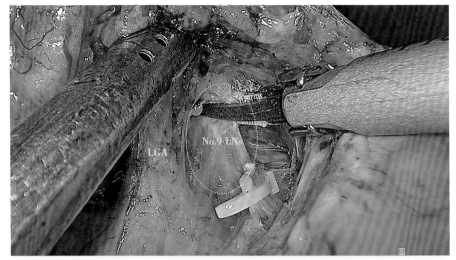

图3-18　沿腹腔动脉左侧缘清扫No.9淋巴结

LGA（left gastric artery）：胃左动脉

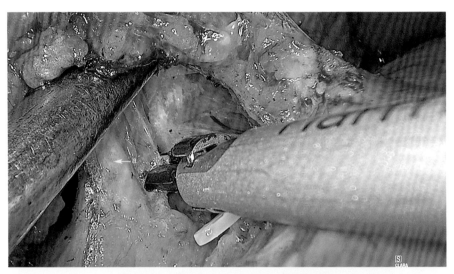

图3-19　裸化胃左动脉（a）根部左侧缘

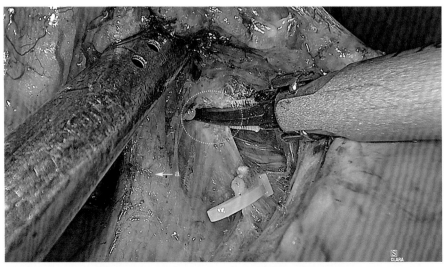

图3-20　于胃左动脉（a）左侧缘打开胃膈韧带

超声刀紧贴腹腔动脉右侧缘清扫其表面的脂肪结缔组织及淋巴结（图3-21），于胃左动脉右侧缘表面将其根部裸化（图3-22）后上血管夹并予以离断（图3-23），完成No.7和No.9淋巴结的清扫。接着，助手右手将十二指肠后壁向外侧推开，主刀左手继续用小纱布向下方轻轻按压胰腺，显露肝总动脉在胰腺上缘的大致走行（图3-24）。

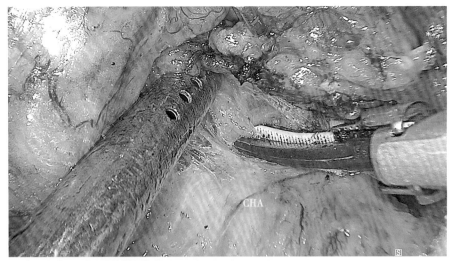

图 3-21　清扫腹腔动脉右侧缘表面的淋巴结

CHA（common hepatic artery）：肝总动脉

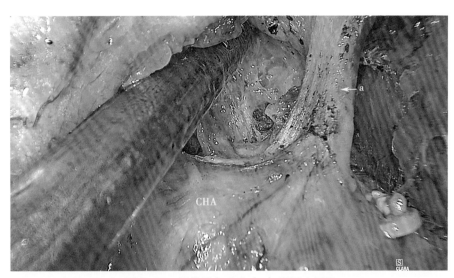

图 3-22　裸化胃左动脉（a）根部右侧缘

CHA（common hepatic artery）：肝总动脉

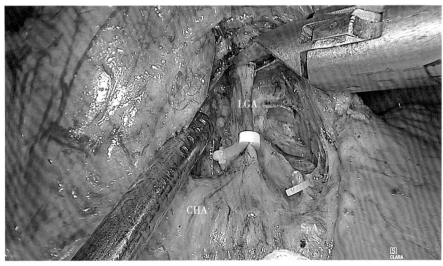

图 3-23　于根部上血管夹后离断胃左动脉

CHA（common hepatic artery）：肝总动脉　　　LGA（left gastric artery）：胃左动脉
SpA（splenic artery）：脾动脉

第三章

69

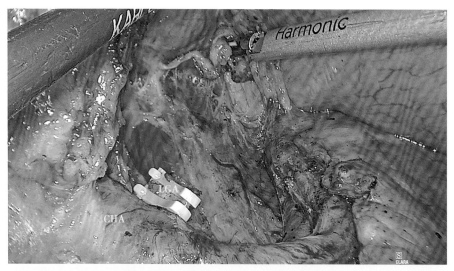

图 3-24　在胰腺上缘初步显露肝总动脉

CHA（common hepatic artery）：肝总动脉　　　　LGA（left gastric artery）：胃左动脉

助手右侧抓钳轻轻提起已分离的肝总动脉表面的脂肪淋巴组织，超声刀紧贴肝总动脉沿其表面的解剖间隙往十二指肠方向小心、细致地分离（图 3-25），直至肝总动脉发出胃十二指肠动脉和肝固有动脉分支处（图 3-26），整块清除肝总动脉前上方的脂肪淋巴组织，完成 No.8a 淋巴结清扫。

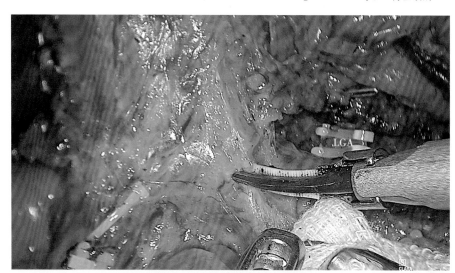

图 3-25　清扫 No.8a 淋巴结

LGA（left gastric artery）：胃左动脉

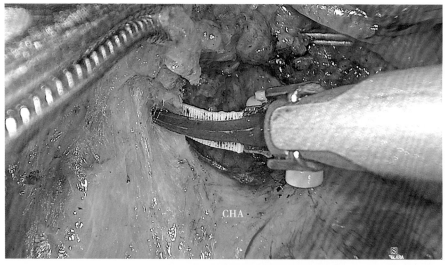

图 3-26　清扫 No.8a 淋巴结至肝总动脉分支处

CHA（common hepatic artery）：肝总动脉

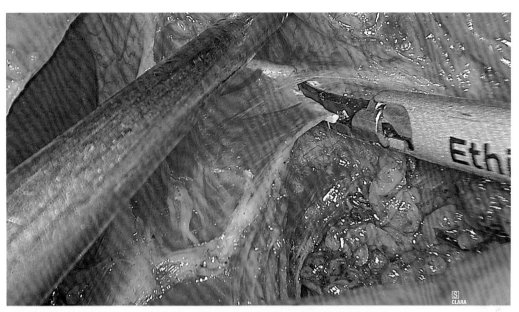

图 3-27　显露并进一步分离膈肌脚及胃膈韧带

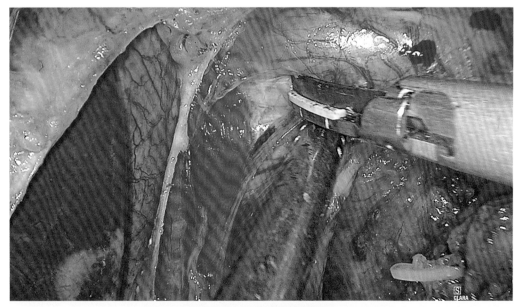

图 3-28　分离显露食管裂孔

　　接下来，助手右手向上外侧方顶起左肝下缘，进一步显露膈肌脚及胃膈韧带（图 3-27），超声刀沿左右膈肌脚表面的无血管间隙离断胃膈韧带，直至显露食管裂孔（图 3-28）。

二、清扫 No.5、No.12a 淋巴结

（一）手术入路

肝固有动脉起始点入路（图 3-29），即肝总动脉发出胃十二指肠动脉和肝固有动脉分支处，此处系容易分离显露并进一步确认肝固有动脉。

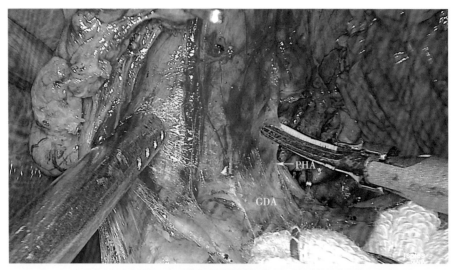

图 3-29　肝固有动脉起始点入路

GDA（gastroduodenal artery）：胃十二指肠动脉
PHA（proper hepatic artery）：肝固有动脉

（二）暴露方式

助手左手无创抓钳松开胃胰皱襞，向上掀起胃窦部后壁，同时右手向外侧推开十二指肠球部，主刀左手无创抓钳用小纱布于肝总动脉分叉附近向下轻轻按压胰腺，使肝十二指肠韧带呈紧张状态，从胃后面充分显露幽门上区（图 3-30）。

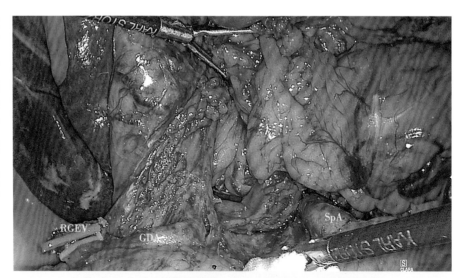

图 3-30　助手提起胃窦部，主刀下压胰腺，显露幽门上区

RGEV（right gastroepiploic vessel）：胃网膜右血管
SpA（splenic artery）：脾动脉
GDA（gastroduodenal artery）：胃十二指肠动脉

（三）手术步骤

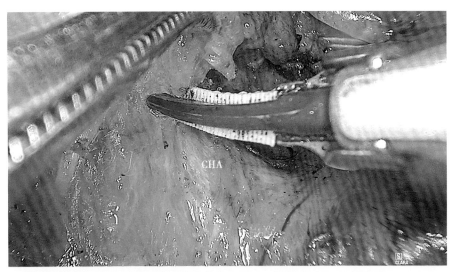

图 3-31　肝固有动脉起始处内侧缘开始清扫 No.12a 组淋巴结

CHA（common hepatic artery）：肝总动脉

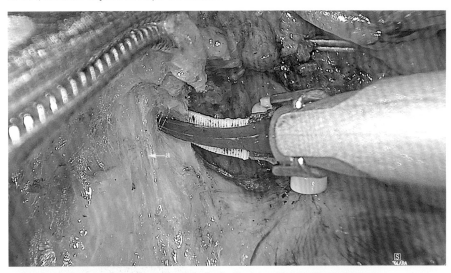

图 3-32　沿肝固有动脉（a）将肝十二指肠韧带内侧缘打开

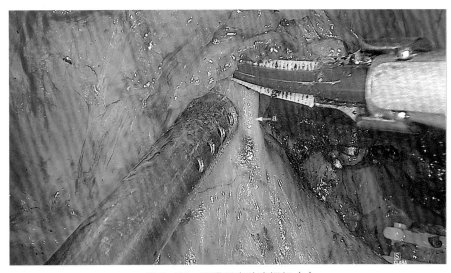

图 3-33　显露胃右动脉根部（a）

第三章

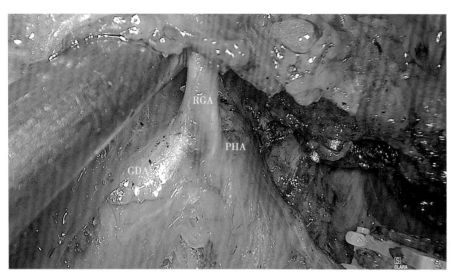

图 3-34 裸化胃右动脉根部

PHA（proper hepatic artery）：肝固有动脉
GDA（gastroduodenal artery）：胃十二指肠动脉
RGA（right gastric artery）：胃右动脉

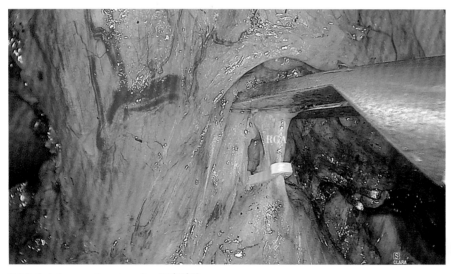

图 3-35 于根部离断胃右动脉

RGA（right gastric artery）：胃右动脉

　　超声刀自肝固有动脉起始处内侧缘开始（图 3-31），沿肝固有动脉将肝十二指肠韧带内侧缘打开（图 3-32），随后，助手右手紧贴十二指肠上下顶推，协助主刀显露胃右动脉根部（图 3-33），超声刀小心、细致地将其裸化（图 3-34），并于胃右动脉根部上血管夹后离断（图 3-35），完成No.5 淋巴结清扫。

图 3-36　沿肝固有动脉表面清扫 No.12a 组淋巴结

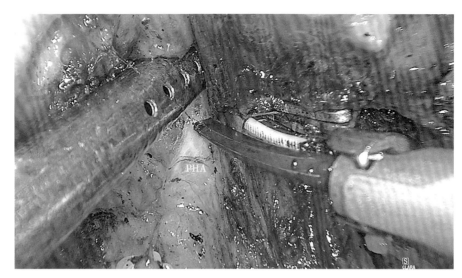

PHA（proper hepatic artery）：肝固有动脉

图 3-37　分离肝十二指肠韧带前叶

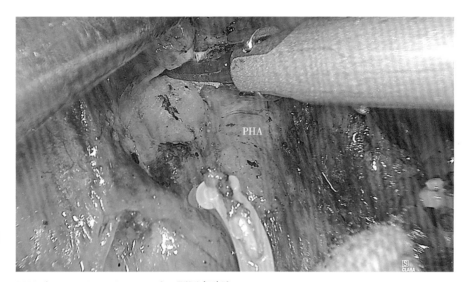

PHA（proper hepatic artery）：肝固有动脉

图 3-38　肝十二指肠韧带外侧叶打开一"窗口"

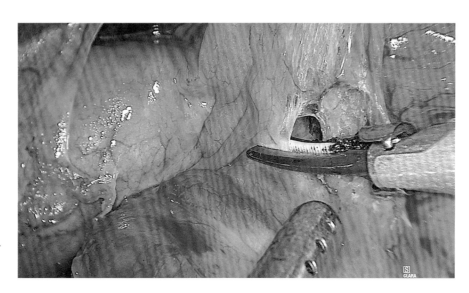

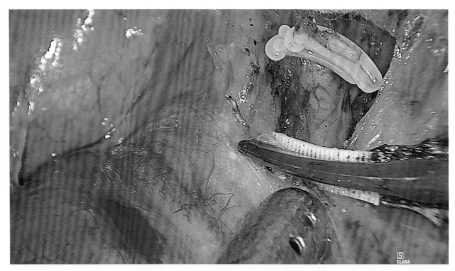

图 3-39　充分裸化十二指肠

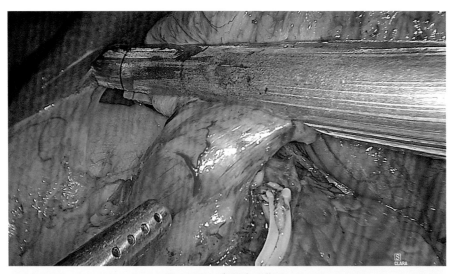

图 3-40　离断十二指肠

　　而后，助手右侧无创抓钳向上轻轻提起肝固有动脉表面已分离的脂肪淋巴组织，超声刀紧贴肝固有动脉，沿其表面的解剖间隙往肝门方向继续分离至左、右肝动脉分支处，完整清除肝固有动脉前的脂肪淋巴组织（图 3-36），完成 No.12a 组淋巴结的清扫。此时，助手右手继续向上外侧顶起肝十二指肠韧带前叶（图 3-37），超声刀沿韧带前叶向右侧分离，并于肝十二指肠韧带前叶的右侧打开一个"窗口"（图 3-38），为下一步从胃的前方离断肝胃韧带提供准确的切入点。而后进一步充分裸化十二指肠，可根据术者的习惯，决定是否在此处离断十二指肠（图 3-39、图 3-40），至此，完成胰腺上缘区域淋巴结的清扫（图 3-41、图 3-42）。

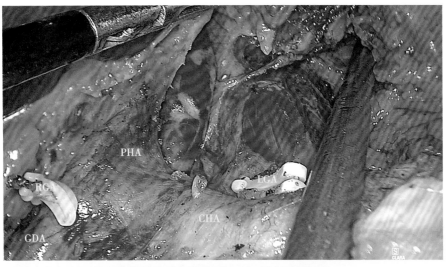

图 3-41　No.5 和 No.12a 淋巴结清扫后

GDA（gastroduodenal artery）：胃十二指肠动脉
RGA（right gastric artery）：胃右动脉
PHA（proper hepatic artery）：肝固有动脉
CHA（common hepatic artery）：肝总动脉
LGA（left gastric artery）：胃左动脉

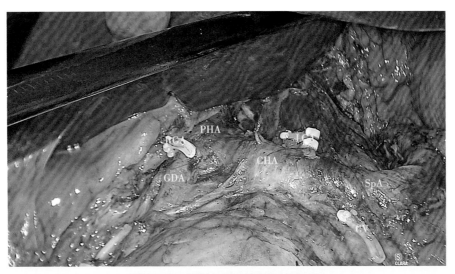

图 3-42　胰腺上缘区域淋巴结清扫后

SpA（splenic artery）：脾动脉
LGA（left gastric artery）：胃左动脉
PHA（proper hepatic artery）：肝固有动脉
GDA（gastroduodenal artery）：胃十二指肠动脉
RGA（right gastric artery）：胃右动脉
CV（coronary vein）：冠状静脉
CHA（common hepatic artery）：肝总动脉

第二节　腹腔镜胃癌胰腺上缘区域淋巴结清扫的手术注意事项

一、胰腺上缘区域淋巴结清扫时应该注意的术中解剖

（一）与胰腺上缘区域淋巴结清扫相关的筋膜间隙

1. 胰腺前后筋膜及其间隙

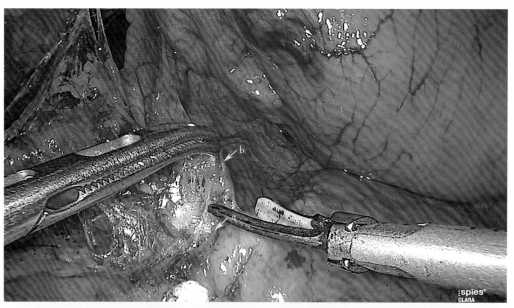

图 3-43　胰前间隙（a）、胰腺前筋膜（b）

SpA（splenic artery）：脾动脉

　　胰腺筋膜分别包绕胰腺的前、后方形成胰腺前筋膜和胰腺后筋膜。胰腺前、后筋膜之间为胰腺筋膜间隙（图 3-43），包绕胰腺腺体和分布于胰腺的血管及其分支。

第三章

2. 胃胰皱襞和肝胰皱襞

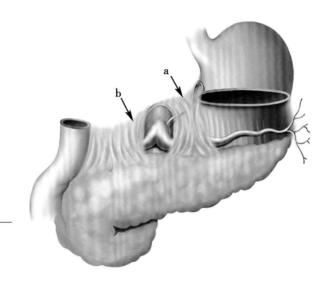

图 3-44　胃胰皱襞（a）与
肝胰皱襞（b）

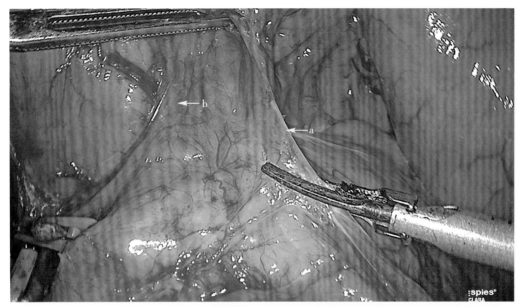

图 3-45　胃胰皱襞（a）与肝胰皱襞（b）

在胰腺前上方，网膜囊后面的腹膜由胰腺体部上缘的中央走向胃小弯侧后壁形成胃胰皱襞；走行在胰腺上缘与肝十二指肠韧带后面左侧缘相连续形成肝胰皱襞（图 3-44、图 3-45）。

3. 肝十二指肠韧带

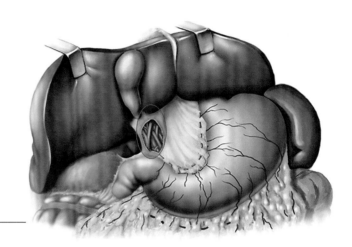

图 3-46　肝十二指肠韧带

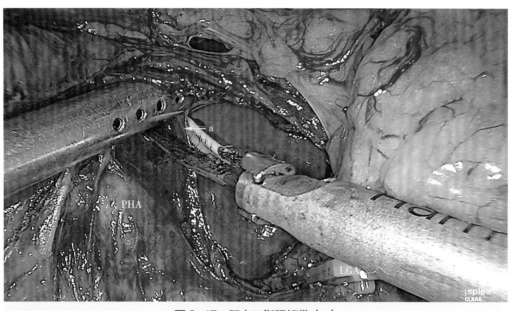

图 3-47　肝十二指肠韧带（a）

PHA（proper hepatic artery）：肝固有动脉
LGA（left gastric artery）：胃左动脉

肝十二指肠韧带：由覆盖于肝门与胃小弯下部前、后壁和十二指肠上缘的两层被膜形成，连接肝与十二指肠上段，是小网膜的组成部分（图 3-46、图 3-47）。

4. 胃后间隙

胃后间隙是胰腺上缘壁腹膜与腹后壁间潜在充满疏松结缔组织的间隙，该间隙内有 No.9 淋巴结及腹腔干穿行（图 3-48）。

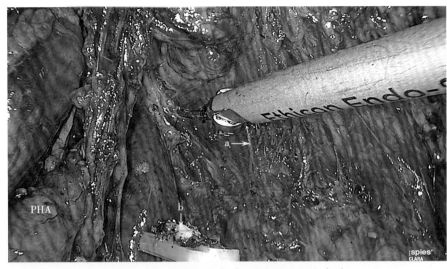

图 3-48　胃后间隙（a），胃左动脉断端（b）

PHA（proper hepatic artery）：肝固有动脉

（二）与胰腺上缘区域淋巴结清扫相关的动脉解剖

1. 腹腔动脉

也称腹腔干，是腹主动脉发出的第一条不成对脏支。胃的动脉起源于腹腔动脉，由此分出胃左动脉、肝总动脉及脾动脉（图 3-49）。

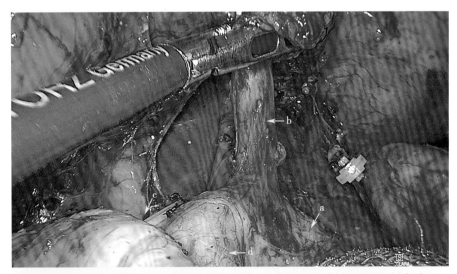

图 3-49　腹腔动脉（a）发出胃左动脉（b）、肝总动脉（c）和脾动脉（d）

第三章

81

2. 胃左动脉

大多起源于腹腔干，仅有 2.5%~7.5% 从腹主动脉直接分出（此时其走行不在原来位置，而是起于腹腔干的上方靠右后侧）。胃左动脉从腹腔干发出后紧贴腹后壁，经网膜囊腹膜壁层的深面行向左上方，至胃贲门后方沿小弯急转向左，走行于小网膜两层之间，与胃右动脉吻合（图 3-50）。

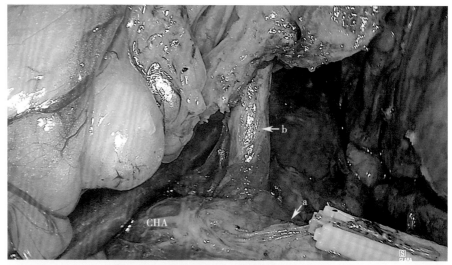

图 3-50　腹腔动脉（a）发出胃左动脉（b）

CHA（common hepatic artery）：肝总动脉

约有 1.0%~23.0% 的左肝动脉或肝固有动脉发出副胃左动脉（图 3-51）。

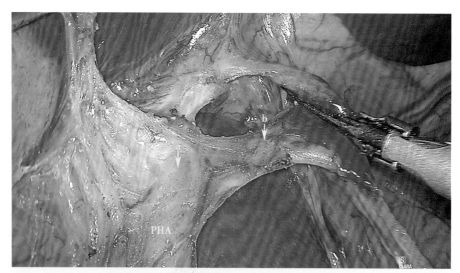

图 3-51　左肝动脉（a）发出副胃左动脉（b）

PHA（proper hepatic artery）：肝固有动脉

文献报道，副肝左动脉发生率约为 5.0%~15.0%，我们在 1173 例行胃癌根治术患者中发现副肝左动脉 135 例，其发生率为 11.5%（图 3-52）。

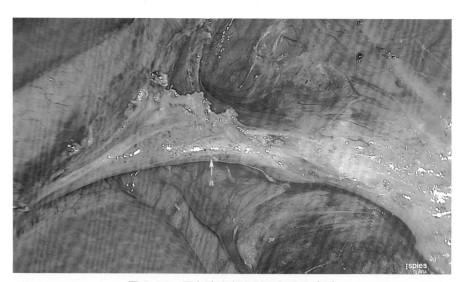

图 3-52　胃左动脉发出副肝左动脉（a）

3. 肝总动脉

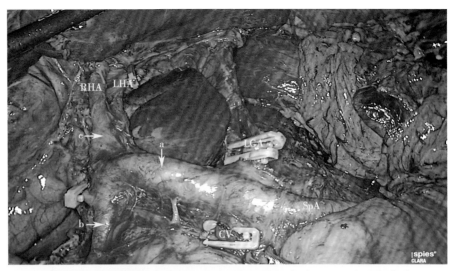

图 3-53 肝总动脉（a）发出胃十二指肠动脉（b）和肝固有动脉（c）

RHA（right hepatic artery）：肝右动脉
LHA（left hepatic artery）：肝左动脉
LGA（left gastric artery）：胃左动脉
SpA（splenic artery）：脾动脉
CV（coronary vein）：冠状静脉

　　自腹腔动脉发出后，沿胰头上缘行向右前方，进入肝十二指肠韧带，在十二指肠上方分为胃十二指肠动脉和肝固有动脉（图 3-53）。
　　肝总动脉变异较少，偶有肝总动脉缺如（约 1.4%~6.5%），我们中心基于对 2170 例胃癌患者的统计，共发现 38 例肝总动脉缺如，发生率为 1.8%。

4. 胃十二指肠动脉

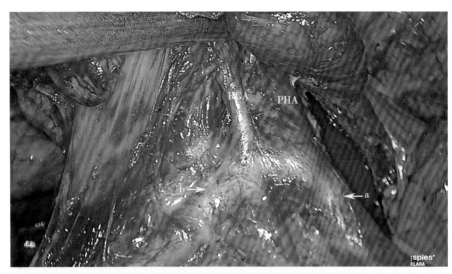

图 3-54 肝总动脉（a）发出胃十二指肠动脉（b）

RGA（right gastric artery）：胃右动脉
PHA（proper hepatic artery）：肝固有动脉

　　由肝总动脉发出，经十二指肠上部的后壁，至幽门下缘分为胃网膜右动脉和胰十二指肠上动脉（图 3-54）。

第三章

5. 肝固有动脉

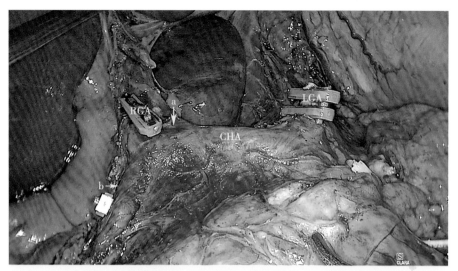

图 3-55　肝固有动脉（a）以胃十二指肠动脉（b）起始部为起点

RGA（right gastric artery）：胃右动脉
CHA（common hepatic artery）：肝总动脉
LGA（left gastric artery）：胃左动脉

　　为肝总动脉的直接延续，在肝十二指肠内向右上方。肝固有动脉与肝总动脉的分界点一般认为是胃十二指肠动脉分支点，即所谓 T 形部交角处，近心端为肝总动脉，远心端为肝固有动脉（图 3-55）。

6. 胃右动脉

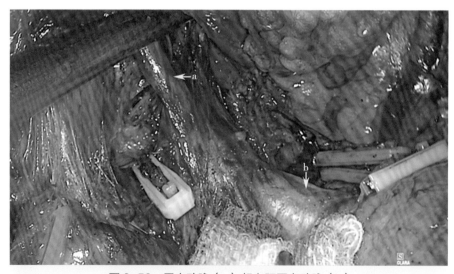

图 3-56　胃右动脉（a）起自肝固有动脉（b）

　　多数于十二指肠上部上方处起于肝固有动脉，起始后在小网膜（肝十二指肠韧带）两层间上行，至胃幽门端，从右向左沿胃小弯走行，与胃左动脉吻合，沿途分支至胃前、后壁（图 3-56）。

胃右动脉发出的位置解剖上常常存在很大的变异，根据 Adachi 191 例的研究报告：胃右动脉从肝固有动脉发出 93 例，占 48.7%（图 3-57）。

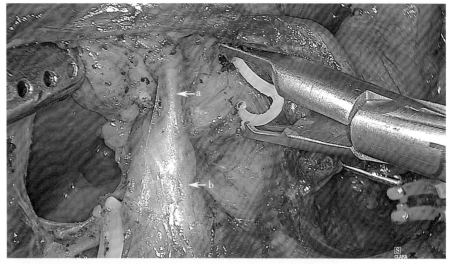

图 3-57　胃右动脉（a）发自肝固有动脉（b）

从左肝动脉发出 38 例，占 19.9%（图 3-58）；

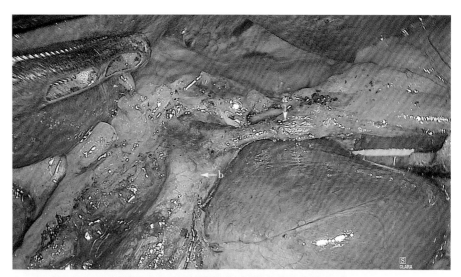

图 3-58　胃右动脉（a）发自左肝动脉（b）

从胃十二指肠动脉发出 28 例，占 14.7%（图 3-59）；

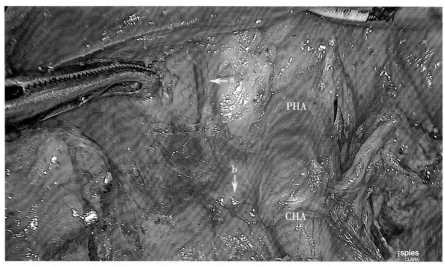

图 3-59　胃右动脉（a）发自胃十二指肠动脉（b）

CHA（common hepatic artery）：肝总动脉
PHA（proper hepatic artery）：肝固有动脉

第三章

85

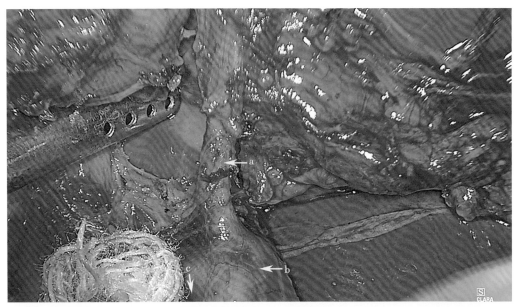

图 3-60　胃右动脉（a）发自肝固有动脉（b）和胃十二指肠动脉（c）分支附近

从肝总动脉、肝固有动脉和胃十二指肠动脉三叉附近发出 17 例，占 8.9%（图 3-60）；

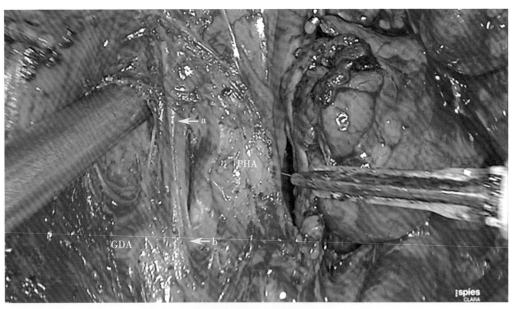

图 3-61　胃右动脉（a）发自肝总动脉（b）

PHA（proper hepatic artery）：肝固有动脉
GDA（gastroduodenal artery）：胃十二指肠动脉

从肝总动脉发出 3 例，占 1.6%（图 3-61）。

7. 脾动脉　脾动脉发自腹腔干，沿胰腺上缘迂曲左行，沿途发出供应胰腺及胃壁的血管，是脾脏的供血血管（详见本书第四章第二节）。

（三）与胰腺上缘区域淋巴结清扫相关的静脉解剖

1. 胃左静脉 又名冠状静脉（coronary vein），引流胃左动脉供血区域的静脉血（图3-62、图3-63）。

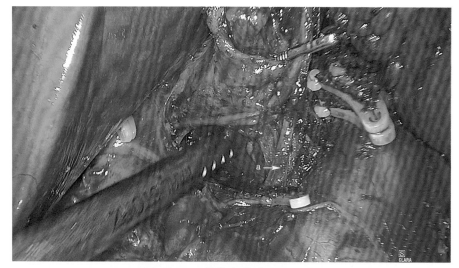

图3-62 冠状静脉（a）汇入门静脉

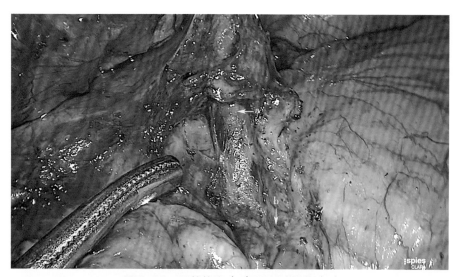

图3-63 冠状静脉（a）汇入脾静脉（b）

约1.6%的胃左静脉不与同名动脉伴行于胃胰襞中，而是独立走行于肝胃韧带，于肝门部汇入门静脉，又称肝内型胃左静脉（图3-64）；

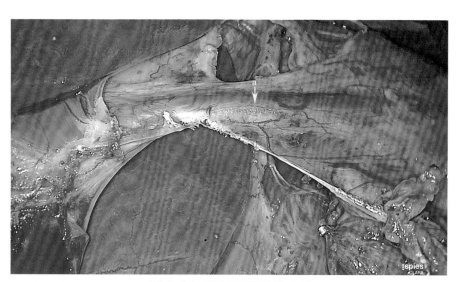

图3-64 肝内型冠状静脉（a）

约 0.5% 的患者胃左静脉缺如，胃右静脉代偿性增粗（图 3-65、图 3-66）；

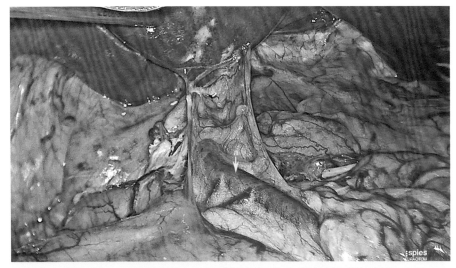

图 3-65　冠状静脉缺如，胃右静脉（a）代偿性增粗（前面观）

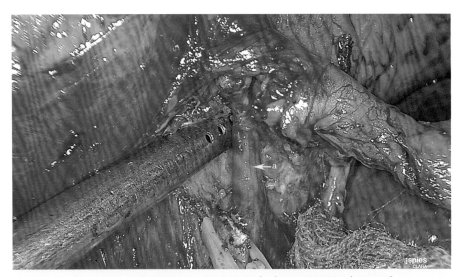

图 3-66　冠状静脉缺如，胃右静脉（a）代偿性增粗（后面观）

约 0.3% 的患者冠状静脉走行于脾动脉后方（图 3-67）。

2. 脾静脉　由脾门区的脾叶静脉汇合而成，在行程中还接收脾极静脉、胰静脉支、胃短静脉和胃网膜左静脉以及肠系膜下静脉等的血液（详见本书第四章第二节）。

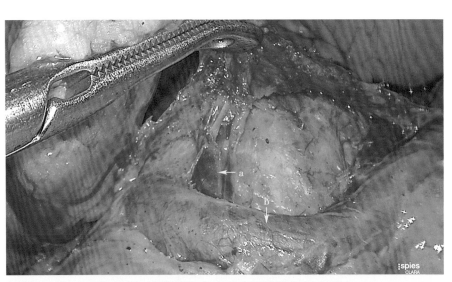

图 3-67　冠状静脉（a）走行于脾动脉（b）后方

3.门静脉

为一条短而粗的静脉干，长约6~8cm，直径1.4~1.8cm，在肝十二指肠韧带内，位于肝固有动脉和胆总管的后方，门静脉是构成肝十二指肠韧带中管状系统的重要组成部分（图3-68）。

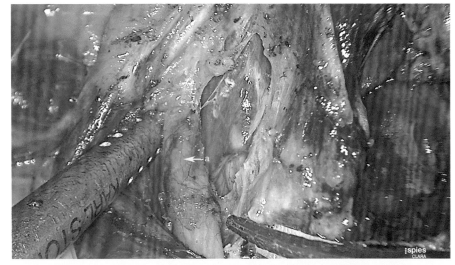

图3-68 门静脉（a）是肝十二指肠韧带中管状系统的重要组成部分

4.胃右静脉

胃右静脉较小（管径1.0~4.5mm，平均2.18mm）常有2~3支，左支在小网膜内沿胃小弯从左向右，而其中一支垂直行于幽门前方浆膜下，称幽门前静脉（图3-69）；胃右静脉在小网膜内继续向右，而后注入门静脉（图3-70）。

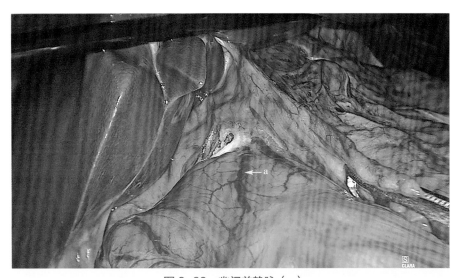

图3-69 幽门前静脉（a）

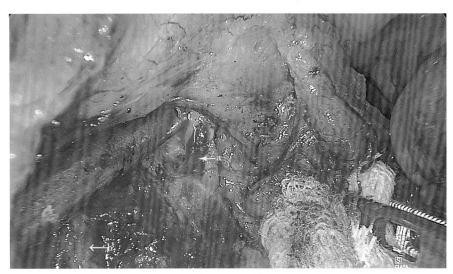

图3-70 胃右静脉（a）进入肝十二指肠韧带内后注入门静脉（b）

第三章

（四）与胰腺上缘区域淋巴结清扫相关的淋巴结解剖

1. No.9 淋巴结（腹腔动脉周围淋巴结）

（1）No.9 淋巴结定义

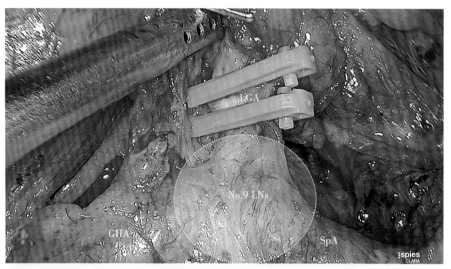

图 3-71 No.9 淋巴结范围

LGA（left gastric artery）：胃左动脉
CHA（common hepatic artery）：肝总动脉
SpA（splenic artery）：脾动脉

No.9 淋巴结位于胃左动脉、肝总动脉和脾动脉根部，紧靠腹腔动脉的周围淋巴结（图 3-71）。

（2）No.9 淋巴结转移病例（图 3-72、图 3-73）

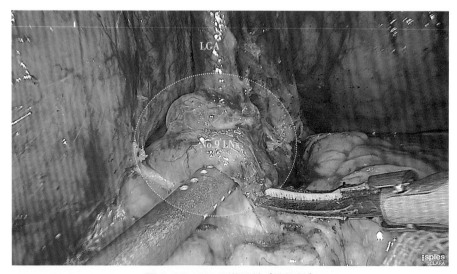

图 3-72 No.9 淋巴结（清扫前）

LGA（left gastric artery）：胃左动脉

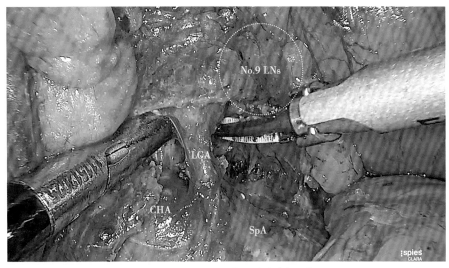

图 3-73　No.9 淋巴结（清扫后）

LGA（left gastric artery）：胃左动脉
CHA（common hepatic artery）：肝总动脉
SpA（splenic artery）：脾动脉

（3）ICG 对 No.9 淋巴结的显示（图 3-74、图 3-75）

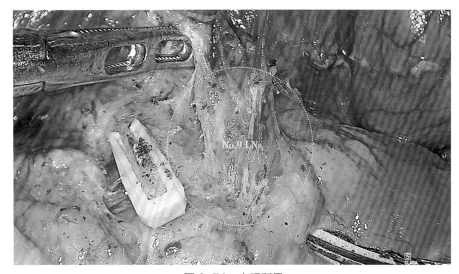

图 3-74　肉眼所见

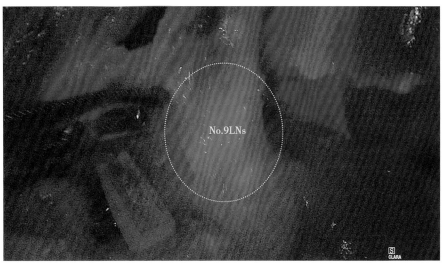

图 3-75　ICG 对 No.9 淋巴结显影

2. No.7 淋巴结（胃左动脉干淋巴结）

（1）No.7 淋巴结定义

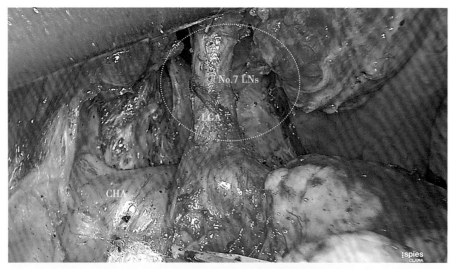

图 3-76　No.7 淋巴结范围

CHA（common hepatic artery）：肝总动脉

LGA（left gastric artery）：胃左动脉

No.7 淋巴结分布于胃胰皱襞间的胃左动、静脉周围，其范围从胃左动脉根部至上行支的分歧部，位于小网膜以外的胃胰皱襞间（图 3-76）。

（2）No.7 淋巴结转移病例（图 3-77、图 3-78）

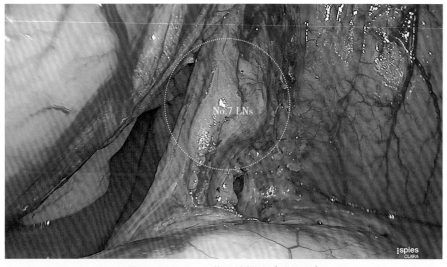

图 3-77　No.7 淋巴结转移（清扫前）

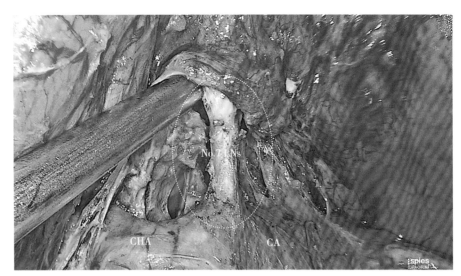

图 3-78　No.7 淋巴结转移
（清扫后）

CHA（common hepatic artery）：肝总动脉
CA（celiac artery）：腹腔动脉

（3）ICG 对 No.7 淋巴结
的显示（图 3-79、图 3-80）

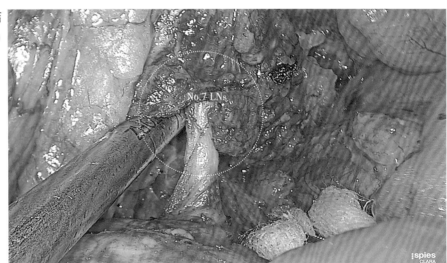

图 3-79　No.7 淋巴结肉眼
所见

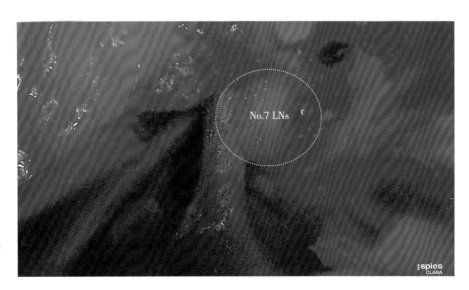

图 3-80　ICG 对 No.7 淋巴
结转移的显示

第三章

93

3. No.8 淋巴结（肝总动脉干淋巴结）

（1）No.8 淋巴结定义

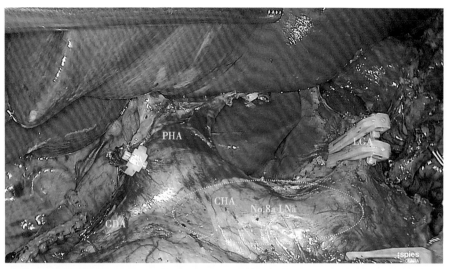

图 3-81　No.8a 淋巴结范围

PHA（proper hepatic artery）：肝固有动脉

LGA（left gastric artery）：胃左动脉

GDA（gastrioduodenum artery）：胃十二指肠动脉

CHA（common hepatic artery）：肝总动脉

　　No.8 淋巴结位于肝总动脉起始部至胃十二指肠动脉发出点的肝总动脉前上、后方。肝总动脉前上方淋巴结又称 No.8a 淋巴结，肝总动脉后方淋巴结又称 No.8p 淋巴结（图 3-81）。

（2）No.8 淋巴结转移病例（图 3-82~ 图 3-85）

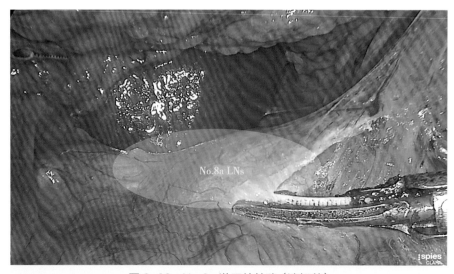

图 3-82　No.8a 淋巴结转移（清扫前）

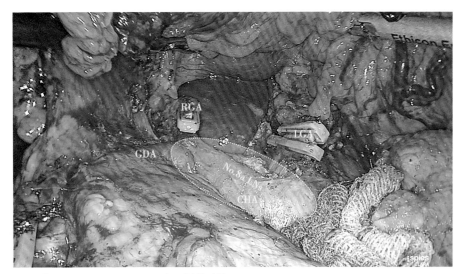

图 3-83　No.8a 淋巴结转移
（清扫后）

CHA（common hepatic artery）：肝总动脉
LGA（left gastric artery）：胃左动脉
GDA（gastrioduodenum artery）：胃十二指肠动脉
RGA（right gastric artery）：胃右动脉

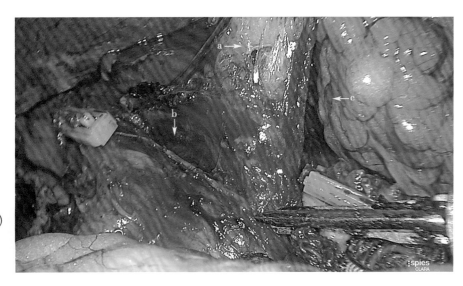

图 3-84　No.8p 淋巴结（a）
转移，门静脉（b）、冠状静
脉（c）

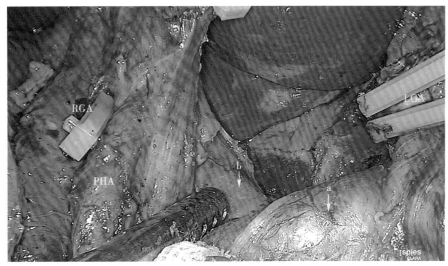

图 3-85　No.8p 淋巴结转移
清扫后，肝总动脉（a）、门静
脉（b）

RGA（right gastric artery）：胃右动脉
LGA（left gastric artery）：胃左动脉
PHA（proper hepatic artery）：肝固有动脉

第三章

（3）ICG 对 No.8 淋巴结的显示（图 3-86、图 3-87）

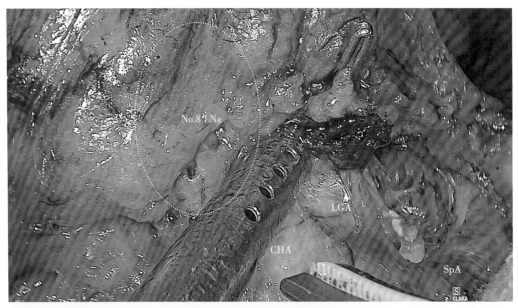

图 3-86　No.8 淋巴结肉眼所见

CHA（common hepatic artery）：肝总动脉
LGA（left gastric artery）：胃左动脉
SpA（splenic artery）：脾动脉

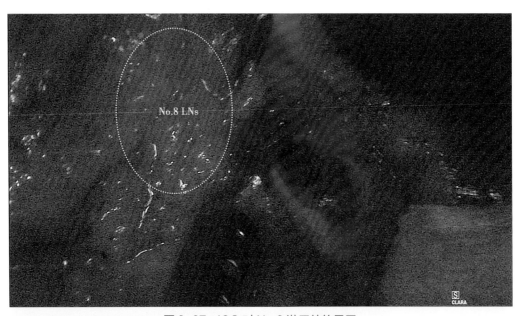

图 3-87　ICG 对 No.8 淋巴结的显示

4. No.12 淋巴结（肝十二指肠韧带内淋巴结）
（1）No.12 淋巴结定义

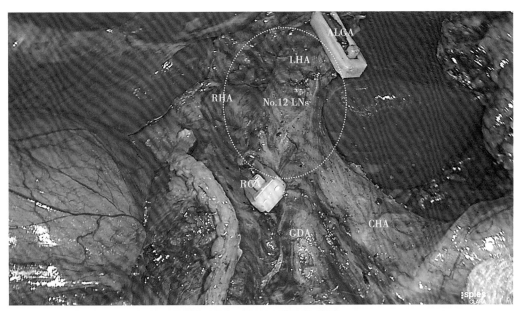

图 3-88　No.12 淋巴结范围

RHA（right hepatic artery）：肝右动脉
LHA（left hepatic artery）：肝左动脉
ALGA（accessory left gastric artery）：副胃左动脉
CHA（common hepatic artery）：肝总动脉
GDA（gastrioduodenum artery）：胃十二指肠动脉
RGA（right gastric artery）：胃右动脉

　　No.12 淋巴结位于肝十二指肠韧带内，沿肝动脉、胆管、门静脉分布的淋巴结。
参照胆管癌需要分为下列 5 个亚号（图 3-88）：
　　No.12a（肝动脉旁淋巴结）：沿肝总动脉的淋巴结；
　　No.12b（胆总管旁淋巴结）：沿胆总管的淋巴结；
　　No.12p（门静脉后淋巴结）：沿门静脉的淋巴结；
　　No.12h（肝门淋巴结）：肝门区的淋巴结；
　　No.12c（胆囊管旁淋巴结）：沿胆囊管的淋巴结。

（2）No.12 淋巴结转移病例（图 3-89、图 3-90）

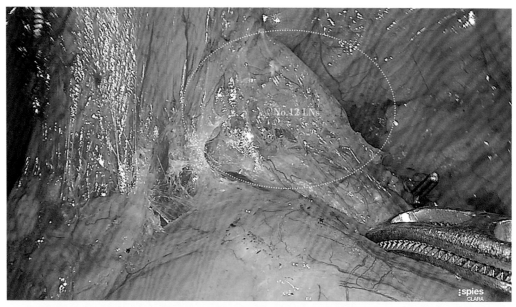

图 3-89　No.12 淋巴结转移（清扫前）

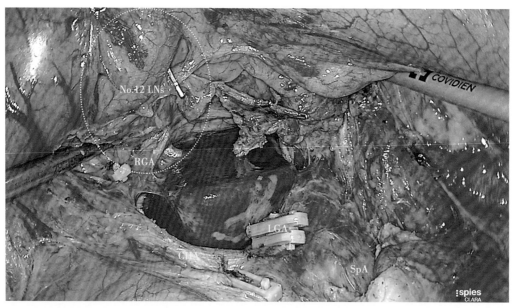

图 3-90　No.12 淋巴结转移（清扫后）

RGA（right gastric artery）：胃右动脉

LGA（left gastric artery）：胃左动脉

SpA（splenic artery）：脾动脉

CHA（common hepatic artery）：肝总动脉

（3）ICG 对 No.12a 淋巴结的显示（图 3-91、图 3-92）

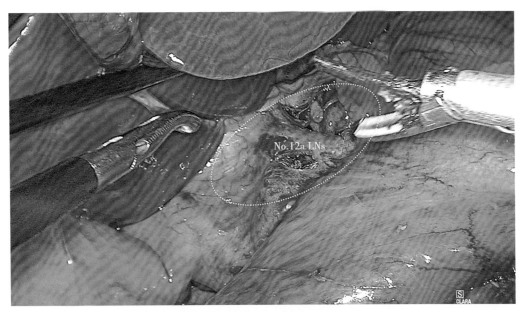

图 3-91　No.12a 淋巴结肉眼所见

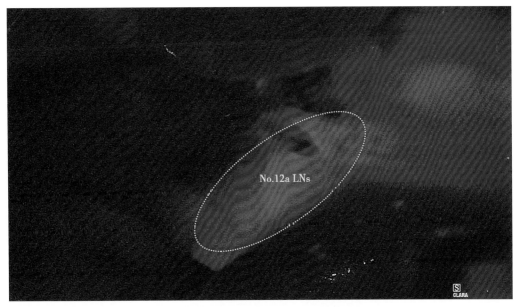

图 3-92　ICG 对 No.12a 淋巴结的显示

第三章

99

5. No.5 淋巴结（幽门上淋巴结）

（1）No.5 淋巴结定义

No.5 淋巴结沿胃右动脉（包括胃右动脉根部淋巴结）进入胃壁的第一支分布，位于肝十二指肠韧带内幽门上区的淋巴结。与 No.12 淋巴结的分界是胃右动脉根部，以下淋巴结属 No.12 淋巴结，以上淋巴结属 No.5 淋巴结（图 3-93）。

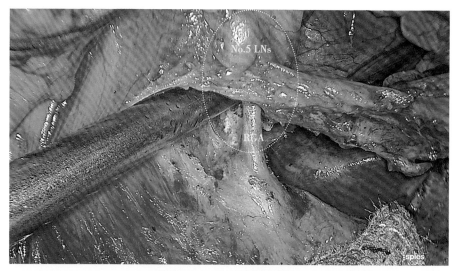

图 3-93　No.5 淋巴结范围

RGA（right gastric artery）：胃右动脉

（2）No.5 淋巴结转移病例（图 3-94、图 3-95）

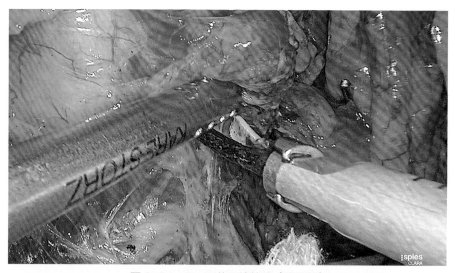

图 3-94　No.5 淋巴结转移（清扫前）

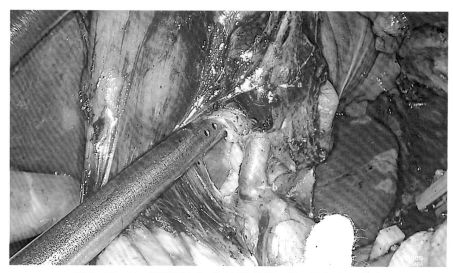

图 3-95　No.5 淋巴结（a）转移（清扫后），胃右动脉（b）

（3）ICG 对 No.5 淋巴结的显示（图 3-96、图 3-97）

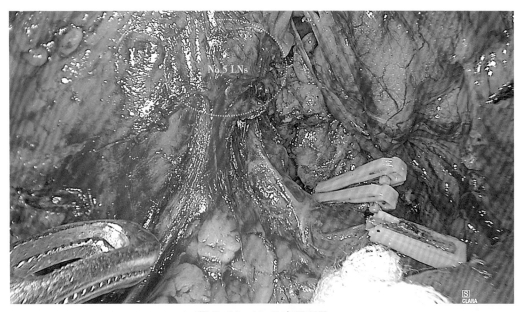

图 3-96　No.5 肉眼所见

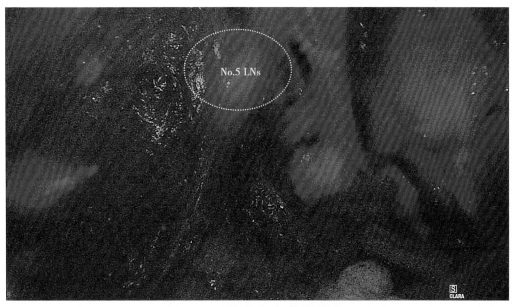

图 3-97　ICG 对 No.5 淋巴结的显示

二、 胰腺上缘区域清扫时术中注意事项

（一）No.7、8a、9、11p 淋巴结清扫注意事项

胰腺上缘区淋巴结清扫前，需要充分分离横结肠系膜和胰腺被膜与胃后壁的粘连（图 3-98）。

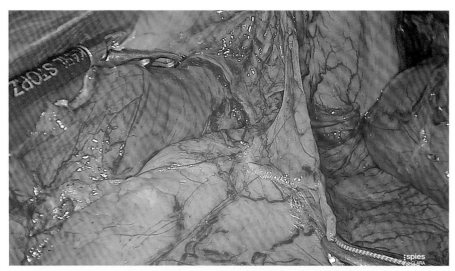

图 3-98　横结肠系膜和胰腺被膜与胃后壁的粘连需先充分分离

助手钳夹胃胰皱襞向前上方牵拉，一方面使胃胰皱襞具有一定的张力，另一方面借助胃胰皱襞挡住胃及大网膜，避免其下垂影响手术野的暴露（图 3-99）。

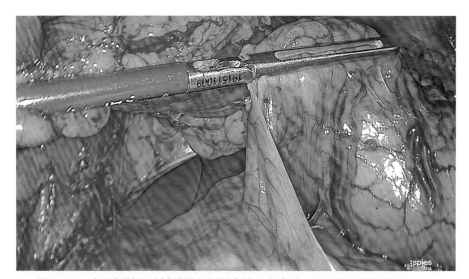

图 3-99　左手抓持胃胰皱襞前后侧并向前上方牵引，使局部具有较好的张力，并能避免胃及网膜下垂

进展期胃体癌累及胃胰皱襞或胰腺上缘淋巴结肿大明显时，若钳夹牵拉胃胰皱襞较为困难，可张开胃钳，含住胃胰皱襞并将其向上托起，显露视野（图 3-100）。

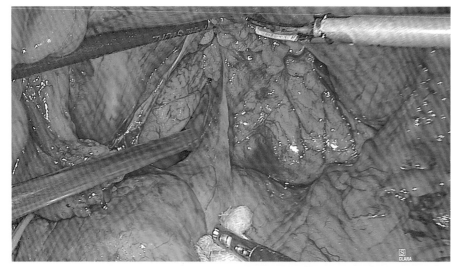

图 3-100　淋巴结肿大时，张开无创肠钳将胃胰皱襞向大弯侧托起并张紧，显露视野

在此区域淋巴结清扫过程中，我们通常选择胃胰皱襞左侧脾动脉起始段作为手术入路。如果以肝总动脉作为胰腺上缘区域淋巴结清扫的手术入路，由于部分患者肝总动脉走行距胰腺上缘较远（图3-101），在寻找和显露肝总动脉过程中，很容易出现分离平面过深、损伤门静脉，或误将肝总动脉认为是肿大淋巴结清扫。

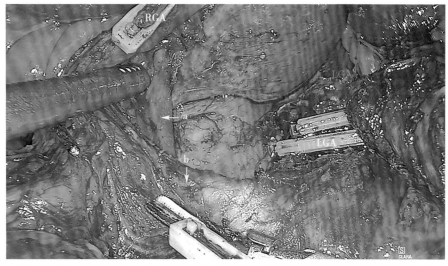

图 3-101　肝总动脉（b）距离胰腺上缘较远，清扫淋巴结时可能损伤门静脉（a）

LGA（left gastric artery）：胃左动脉
RGA（right gastric artery）：胃右动脉

另外，从胃十二指肠动脉作为胰腺上缘淋巴结清扫手术入路，比较适合主刀位于患者右侧的操作，但是在胰腺上缘血管未显露前，十二指肠后壁和胰头之间的区域空间狭长，视野暴露困难；且受胃右血管和胃左血管的牵拉，助手无法完全提拉十二指肠形成有效的张力（图3-102）。

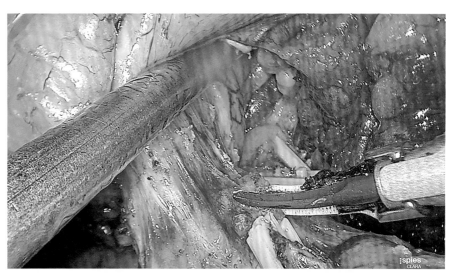

图 3-102　十二指肠入路空间狭小，术野暴露困难

加之十二指肠后壁常有细小血管分支供应，在局部张力不足的情况下裸化胃十二指肠动脉，不仅很容易导致出血，而且不易止血（图3-103）。

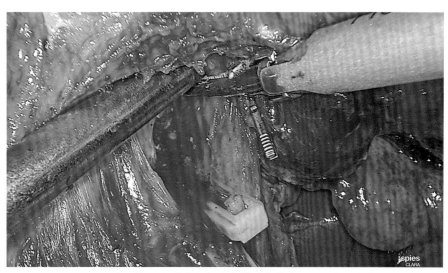

图 3-103　十二指肠后壁常有细小血管分支供应，易出血，止血困难

第三章

主刀左手胃钳可抓持一块带有不透 X 线标志的小纱布作铺垫，借助纱布的摩擦力下压胰腺体部，不仅可以避免打滑，而且可以减少胰腺损伤（图 3-104）。

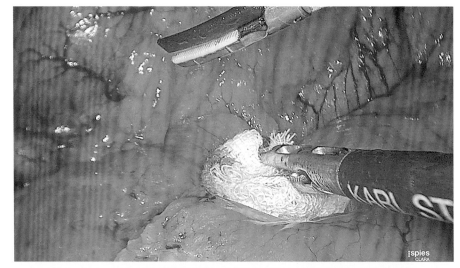

图 3-104　主刀左手胃钳可抓持一块带有不透 X 线标志的小纱布作铺垫

助手右手抓钳动作应轻巧、灵活多样，通过"拎"、"含"、"顶"、"推"、"拨"等方法协助主刀在局部形成更好的张力（图 3-105、图 3-106）。

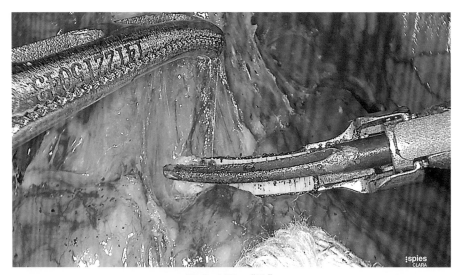

图 3-105　"拎"

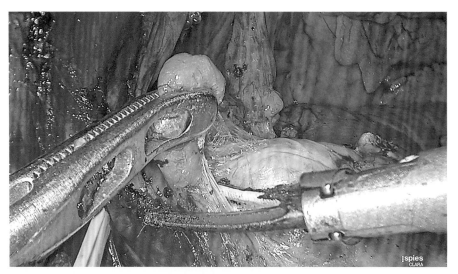

图 3-106　"含"

若镜头污染导致视野不清，影响操作时，应该迅速取出镜头用碘附纱布擦拭后再用干纱布擦净，可以有效地去除镜头上的油污（图 3-107）。

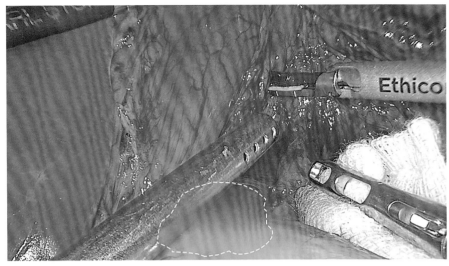

图 3-107　镜头污染导致视野不清

腹腔镜下胰腺被膜的剥离是进入胰腺上缘胰后间隙的解剖入路。由于胰腺组织质脆，分离胰腺被膜过程中容易损伤胰腺表面导致出血。此时，可用纱布压迫或电凝进行止血，若使用超声刀止血，不仅不易夹住出血点，且容易进一步损伤胰腺而导致更严重的出血（图 3-108）。主刀使用超声刀时应始终将超声刀的非功能面贴近胰腺，以免损伤胰腺组织（图 3-109）。

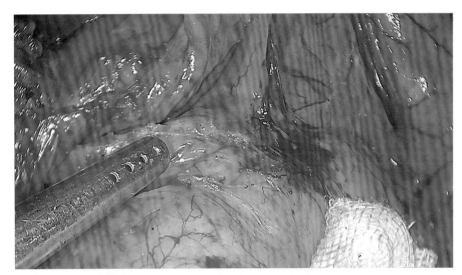

图 3-108　胰腺小渗血，用纱布压迫

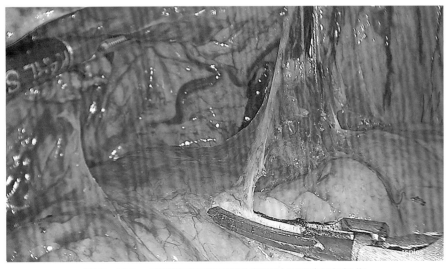

图 3-109　术者将超声刀的非功能面贴近胰腺组织操作

第三章

105

腹腔动脉周围淋巴结收纳沿胃左动脉、脾动脉、肝总动脉及其分支的输出淋巴管，淋巴管较粗大，应采用超声刀慢档离断，必要时予血管夹结扎（图 3-110）。

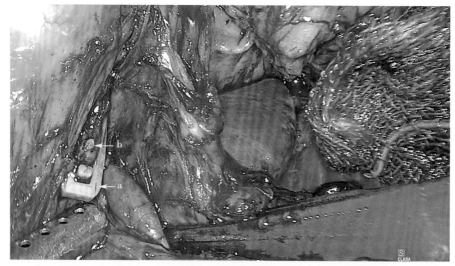

图 3-110　血管夹（a）结扎肝总动脉根部淋巴管，淋巴管断端（b）

冠状静脉暴露后，术者应该先离断冠状静脉，再清扫胃左动脉周围淋巴结，以防止清扫过程中损伤冠状静脉，导致出血（图 3-111）。

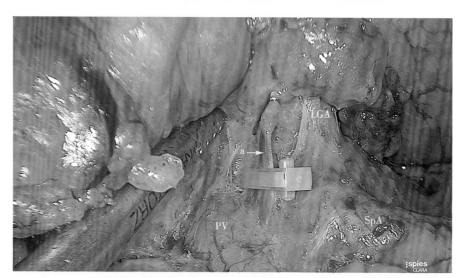

图 3-111　胃左动脉周围淋巴结肿大，显露冠状静脉（a）后应先予以离断

SpA（splenic artery）：脾动脉　　　　　PV（portal vein）：门静脉
LGA（left gastric artery）：胃左动脉

有时冠状静脉有小静脉属支汇入，在裸化冠状静脉过程中，常常会因小静脉属支的损伤而引起出血。应在充分暴露出小静脉属支后，在其下方离断冠状静脉（图 3-112）。

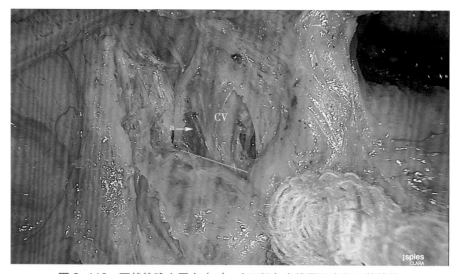

图 3-112　冠状静脉小属支（a），应于绿色虚线平面离断冠状静脉

CV（coronary vein）：冠状静脉

有少部分患者冠状静脉与胃左动脉相距较远，在胃左动脉周围未找到冠状静脉时，则需注意是否存在这种情况，以免损伤冠状静脉（图 3-113）。

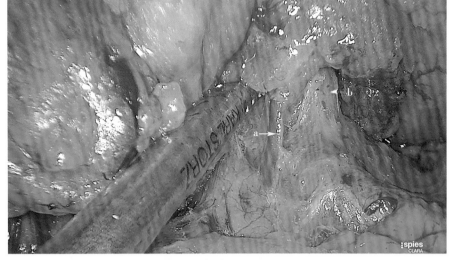

图 3-113　冠状静脉（a）与胃左动脉（b）相距较远

如果术中不慎损伤冠状静脉引起出血时，主刀可以左手钳子迅速钳夹胃胰皱襞内胃左静脉，右手用钛夹结扎静脉的远心端以减少静脉血回流量，助手使用吸引器间断小流量吸净出血并可适时压迫出血部位，尽量保持术野清楚，充分暴露出血点后再结扎近心端（图 3-114）。

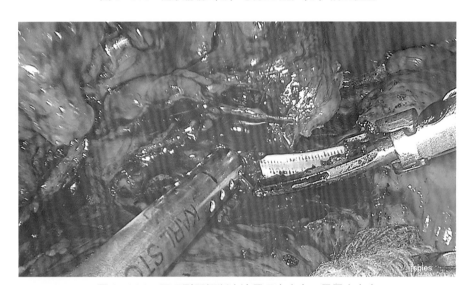

图 3-114　用吸引器间断小流量吸净出血，暴露出血点

部分患者的胃左动脉起源于腹主动脉。此时，胃左动脉位于腹腔动脉的上方靠右后侧，于脾动脉干起始处附近可能找不到胃左动脉，此时应沿腹腔动脉的平面向右后方清扫该区域淋巴脂肪组织，方能暴露出胃左动脉根部（图 3-115）。

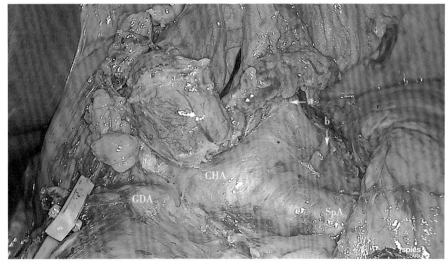

图 3-115　胃左动脉（a）起源腹主动脉，位于腹腔动脉（b）的上方靠右后侧

CHA（common hepatic artery）：肝总动脉
GDA（gastroduodenal artery）：胃十二指肠动脉
SpA（splenic artery）：脾动脉

第三章

107

若不慎损伤胃左动脉，由于短期内出血凶猛，首先手术团队应保持冷静，助手左手应保持提拉位置不变，右手立刻改用吸引器对准胃左动脉损伤出血处，间断吸引，并适当压迫出血点壁控制出血（图3-116）。

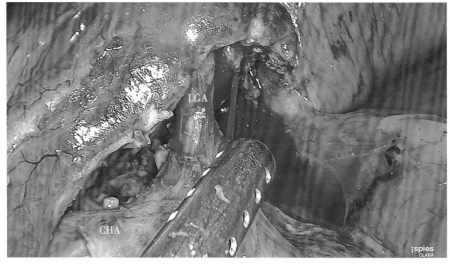

图3-116　胃左动脉出血，助手立刻改用吸引器对准胃左动脉损伤出血处

LGA（left gastric artery）：胃左动脉　　　　CHA（common hepatic artery）：肝总动脉

主刀在上胃左动脉远端血管夹时，应该适当远离根部，避免超声刀离断胃左动脉时损伤到近端的血管夹，引起不必要的术中出血（图3-117）。

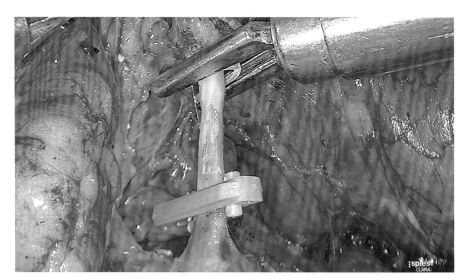

图3-117　主刀在上胃左动脉远端血管夹时，应该尽量远离根部

LGA（left gastric artery）：胃左动脉

少数肝总动脉缺如患者，将直接于门静脉或脾静脉表面清扫淋巴结。此时，主刀的动作要轻柔，应用超声刀直接切割，尽量减少钝性分离，防止门静脉损伤出血（图3-118、图3-119）。

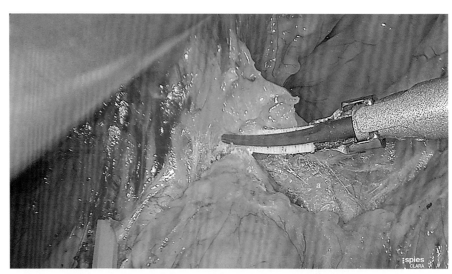

图3-118　打开胰腺上缘静脉表面的筋膜，暴露门静脉（a）

第三章

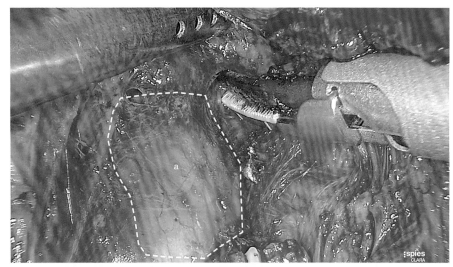

图 3-119　肝总动脉缺如，超声刀直接于门静脉（a）表面操作

当 No.8a 淋巴结肿大较为明显时，主刀应耐心、谨慎地寻找淋巴结与肝总动脉之间的解剖间隙，助手可挑起淋巴结的基底部以协助暴露。主刀将超声刀的非功能面紧贴血管，将肿大的淋巴结从肝总动脉的表面完全游离（图 3-120 ）。

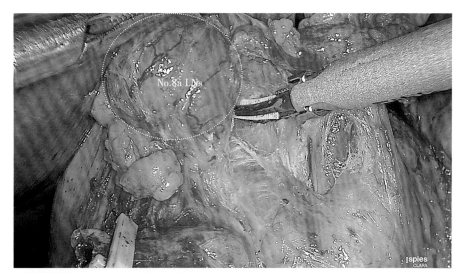

图 3-120　No.8a 淋巴结肿大，应仔细寻找淋巴结基底部与血管表面的间隙

部分患者肝总动脉比较长，迂曲盘旋，易与肿大淋巴结混淆，在手术中应注意观察是否存在动脉性的搏动，并加以辨别，以免将迂曲的肝总动脉误当成淋巴结（图 3-121 ）。

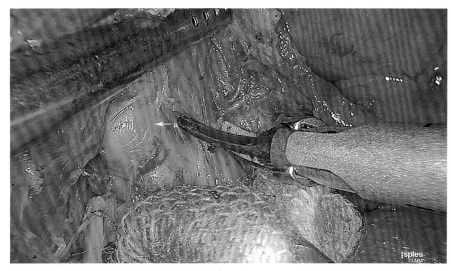

图 3-121　肝总动脉（a）迂曲，应与肿大淋巴结区别

第三章

在该区域淋巴结清扫过程中，镜头的焦距尽量采用近距离视野，此时可借助周围组织成像来判别最佳的焦距，即当视野出现反光，组织的毛细血管变清晰或超声刀非功能面的纹理清晰可见时，表明此为最佳焦距（图 3-122~图 3-124）。

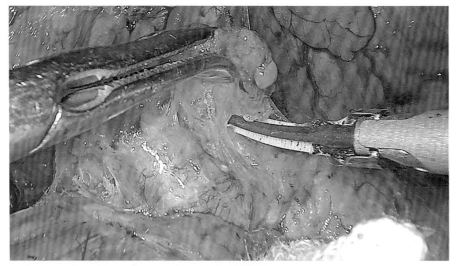

图 3-122　视野反光

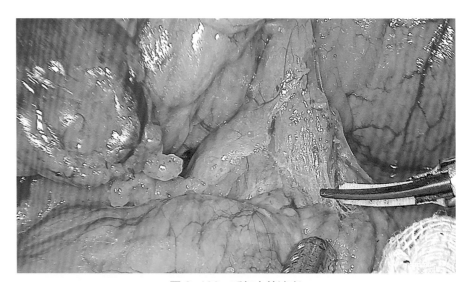

图 3-123　毛细血管清晰

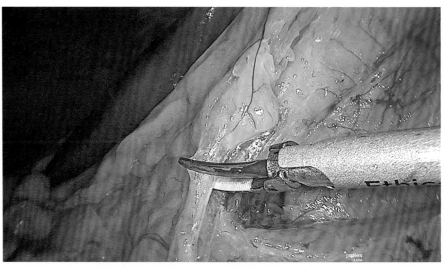

图 3-124　超声刀非功能面的纹理清晰可见

（二）No.12a、No.5 淋巴结清扫注意事项

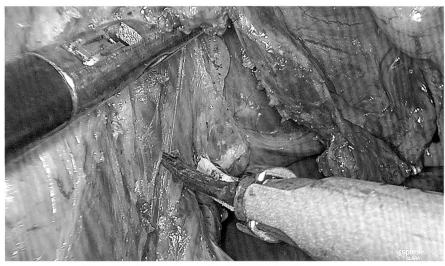

图 3-125　助手左手抓钳托起胃窦部后壁向右上方提拉，右手胃钳向外顶推十二指
肠，暴露出肝总动脉、胃十二指肠动脉及部分裸化的肝固有动脉

　　沿肝总动脉表面继续向右侧即可清扫 No.5 淋巴结。助手左手抓钳托起胃窦部后壁向右上方提拉，右手胃钳向外顶推十二指肠，暴露出肝总动脉、胃十二指肠动脉及部分裸化的肝固有动脉（图 3-125）。

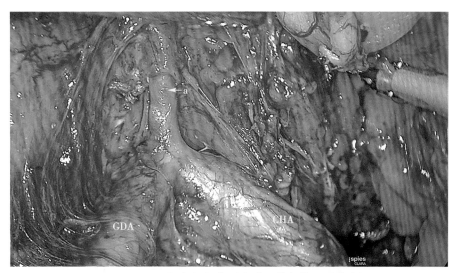

图 3-126　胃右动脉（a）随胃窦区的提拉呈垂直走行

CHA（common hepatic artery）：肝总动脉
GDA（gastroduodenal artery）：胃十二指肠动脉

　　此时助手可采用吸引器或抓钳紧贴十二指肠壁后壁上下顶推钝性分离，协助主刀显露胃右动脉的走行，超声刀沿肝固有动脉表面暴露出胃右动脉的根部，并裸化、结扎，清扫 No.5 淋巴结（图 3-126）。

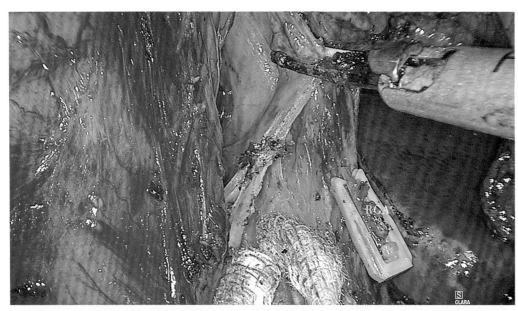

图 3-127　在游离的肝十二指肠韧带前叶的右侧打开一个"窗口"

RGA（right gastric artery）：胃右动脉

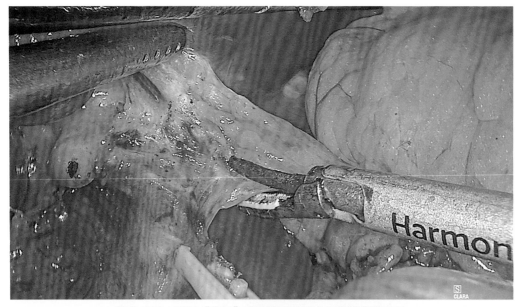

图 3-128　通过"窗口"离断游离的肝十二指肠韧带前叶

　　当胃右动脉离断后，继续沿肝固有动脉表面即可将肝十二指肠韧带前叶完全游离，通常我们将在游离胃十二指肠韧带的右侧打开一个"窗口"，以此"窗口"为标志可较好地从前面离断已游离的肝十二指肠韧带（图 3-127、图 3-128）。

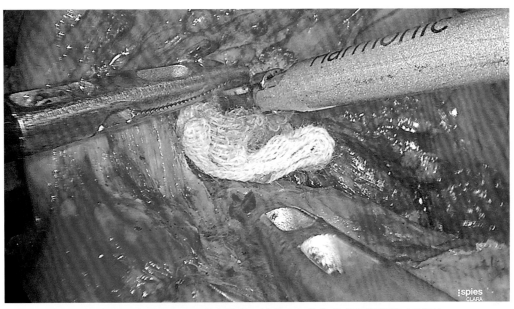

图 3-129　于肝固有动脉前方填塞一块纱布，作为分离肝胃韧带时的标志

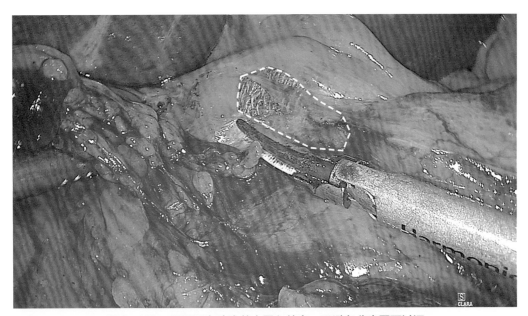

图 3-130　于肝固有动脉前方置入纱布，可避免分离平面过深

　　部分肥胖或肝胃韧带右侧缘有炎症粘连者，"窗口"打开困难，可于肝固有动脉前方填塞一块纱布，可用做术者从前方分离肝胃韧带时的标志，避免分离过深损伤胆总管（图 3-129、图 3-130）。

由于此区域位置深在，操作空间较小，扶镜手需调整光纤方向，避免被其他器械遮挡，影响手术操作（图 3-131）。

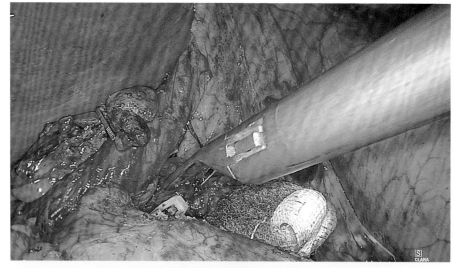

图 3-131　视线被钛夹钳遮挡，需调整光纤方向

肝固有动脉是清扫 No.12a 淋巴结主要的解剖标志，术者在解剖暴露肝总动脉后，向右即可显露肝固有动脉的起始点，从该起始点出发，裸化肝固有动脉直至肝门部，完整清扫 No.12a 淋巴结（图 3-132、图 3-133）。

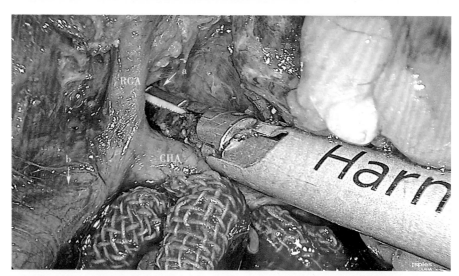

图 3-132　胃右血管从肝固有动脉（a）和胃十二指肠动脉（b）的夹角发出

RGA（right gastric artery）：胃右动脉　　　　CHA（common hepatic artery）：肝总动脉

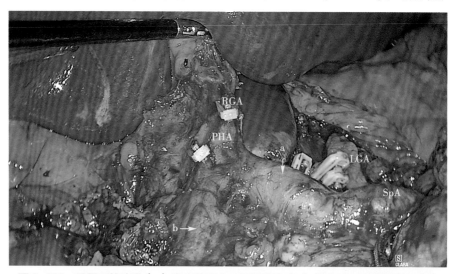

图 3-133　显露肝总动脉（a）发出的胃十二指肠动脉（b）起点后，暴露肝固有动脉

RGA（right gastric artery）：胃右动脉　　　　PHA（proper hepatic artery）：肝固有动脉

SpA（splenic artery）：脾动脉　　　　LGA（left gastric artery）：胃左动脉

在游离十二指肠后壁时，应注意从胃十二指肠动脉发出的支配十二指肠后壁的小血管，在处理这些血管时，应该确认超声刀将其完全夹闭，并采用慢档离断（图3-134）。

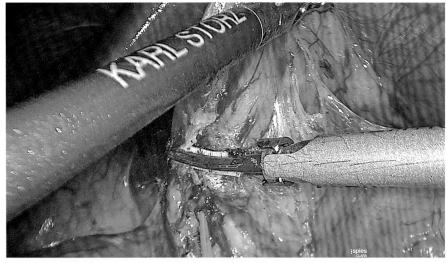

图3-134　裸化十二指肠后壁，超声刀完全夹闭小血管（a）

当肝固有动脉较细长时，助手向上提拉胃窦部，易将肝固有动脉上提而误当成胃右动脉（图3-135）。

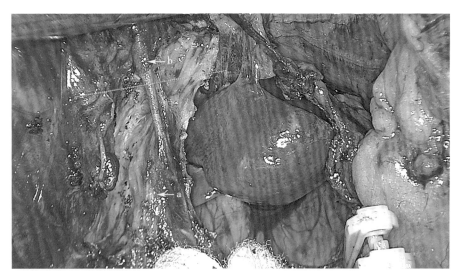

图3-135　肝固有动脉（a）随胃右动脉（b）的上提而成角，应在绿色虚线平面结扎胃右动脉

部分患者迷走神经肝支较为粗大，先将迷走神经肝支离断，以利于胃右动脉的显露（图3-136）。

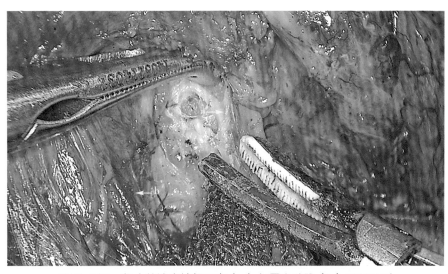

图3-136　粗大的迷走神经肝支（a）与胃右动脉（b）不易区别

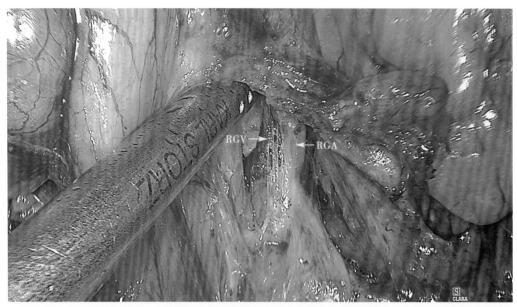

图 3-137　胃右静脉与胃右动脉伴行

RGA（right gastric artery）：胃右动脉
RGV（Right Gastric Vein）：胃右静脉

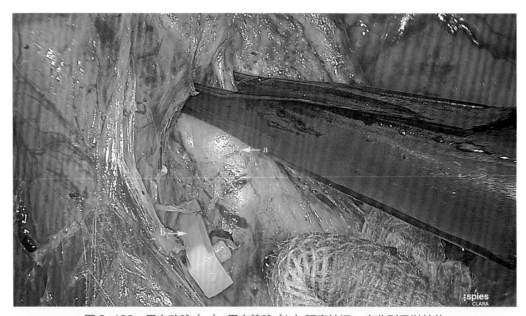

图 3-138　胃右动脉（a）、胃右静脉（b）距离较远，应分别予以结扎

　　大多数胃右静脉与胃右动脉伴行，可用血管夹一同夹闭（图 3-137），但是有时胃右静脉与胃右动脉之间的距离较远，无法一并结扎，应分开单独结扎（图 3-138）。

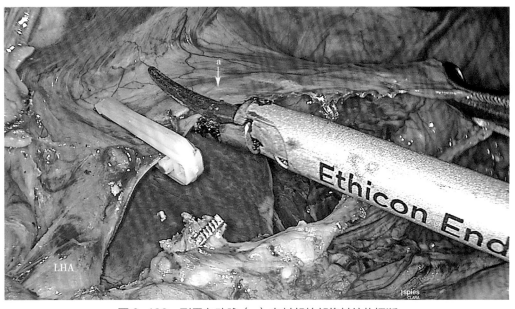

图 3-139　副胃左动脉（a）在其起始部将其结扎切断

LHA（left hepatic artery）：肝左动脉

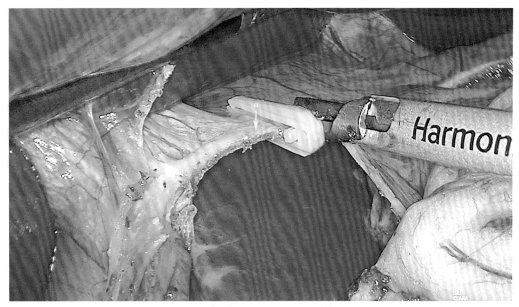

图 3-140　较细的副肝左动脉（a）于肝脏下缘将其结扎切断

　　在分离肝胃韧带时，应注意其内是否有副胃左动脉或副肝左动脉。副胃左动脉可在起始部将其切断（图 3-139，图 3-140）。

第三章

参考文献

1. Huang CM，Chen QY，Lin JX，et al. Short-term clinical implications of the accessory left hepatic artery in patients undergoing radical gastrectomy for gastric cancer. PLOS ONE. 2013；8（5）：e64300.
2. Adachi B. Das Arteriensyste m der Japaner. Suppl To Acta Sch Med Univ Kyoto. 1928.

第三章

腹腔镜胃癌脾门区域淋巴结清扫

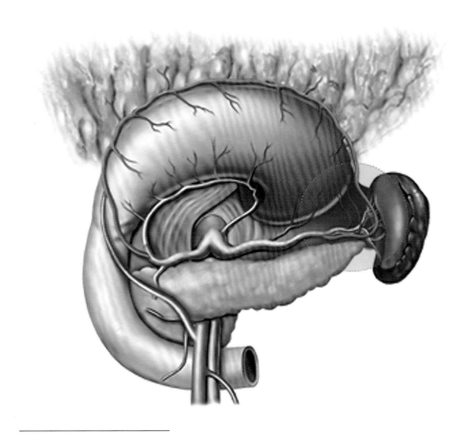

图 4-1　脾门区域

第一节　腹腔镜胃癌脾门区域淋巴结清扫步骤

　　脾门区域（图 4-1）的淋巴结包括 No.4sb、10 和 11d 淋巴结。在实际操作过程中，我们总结出一整套行之有效的针对腹腔镜原位脾门淋巴结清扫术的手术操作流程，称为"黄氏三步法"。第一步为脾下极区域淋巴结清扫，第二步为脾动脉干区域淋巴结清扫，第三步为脾上极区域淋巴结清扫。

一、手术入路

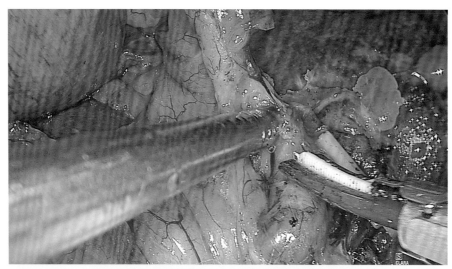

图4-2　经左侧入路，于胰尾上缘显露脾血管末端

对于脾门淋巴结的清扫我们采用的是经左侧入路，即在胰尾部上缘分离胰腺被膜进入胰后间隙显露脾血管主干末端作为合理的操作入路（图4-2）。在脾门区域淋巴结清扫过程中，我们没有首先离断胃脾韧带，这样的优点在于使助手可以充分牵拉胃脾韧带来暴露脾门，并保持良好的张力，有利于主刀对脾门区血管进行解剖分离，并且一旦损伤脾血管或脾脏出血也方便主刀迅速止血。

二、暴露方式

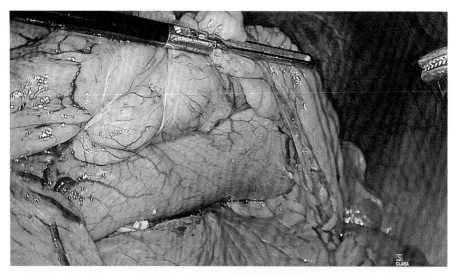

图4-3　第一步：显露脾下极区域

与脾门区淋巴结清扫的"黄氏三步法"手术操作流程相对应，助手的暴露方式也主要分为三步。第一步，清扫脾下极区域淋巴结：助手将已游离的网膜组织置于右上腹及胃前壁，左手向上提起胃脾韧带起始部，术者用小纱布向左下方轻轻按压胰体尾部下缘，显露脾下极区域（图4-3）；

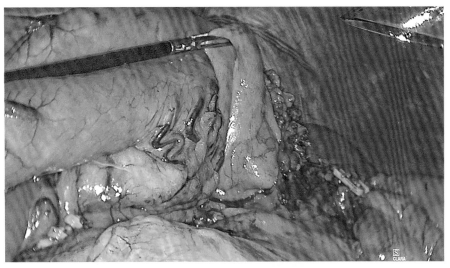

图 4-4　第二步：显露脾动脉干区域

　　第二步，清扫脾动脉干区域淋巴结：助手将游离的大网膜及部分胃脾韧带置于胃前壁与肝下缘之间，左手牵拉胃底大弯侧后壁向右上方翻转，并张紧余下的胃脾韧带，主刀左手下压胰体部，进一步显露胰后间隙的脾动脉区域（图 4-4）；

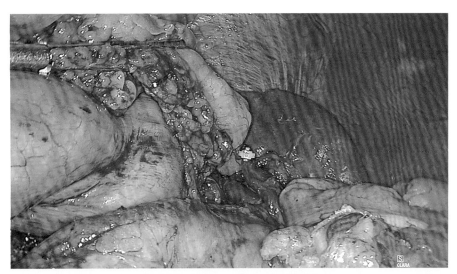

图 4-5　第三步：显露脾上极区域

　　第三步，清扫脾上极区域淋巴结：助手左手钳夹胃底大弯侧并向右下方牵引，主刀左手下压脾门处血管，充分显露脾上极区域（图 4-5）。在操作过程中，助手右手同样可以采用挑、顶、夹、推、挡等方式协助主刀完成脾门淋巴结的清扫。

三、手术步骤

第一步，脾下极区域淋巴结清扫：超声刀沿横结肠上缘，向左分离大网膜至结肠脾曲（图4-6），而后紧贴胰腺深筋膜前方沿着胰腺的走行方向剥离胰腺被膜至胰尾上缘（图4-7、图4-8）。

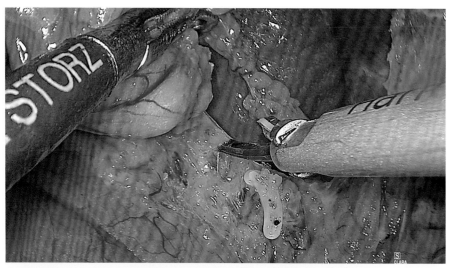

图4-6 分离大网膜至结肠脾曲

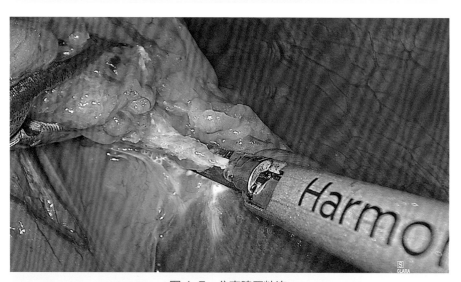

图4-7 分离脾区粘连

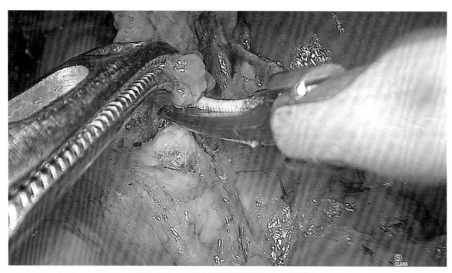

图4-8 剥离胰腺被膜至胰尾上缘

第四章

超声刀在胰尾前方循筋膜延续方向打开胰腺前筋膜进入胰腺上缘的胰后间隙，接着沿胰后间隙进入脾肾韧带与胃脾韧带相延续的间隙，并于胃脾韧带的起始部显露脾血管主干末端（图4-9），随后循脾血管末端分离，进一步显露脾下叶血管或脾下极血管（图4-10）。

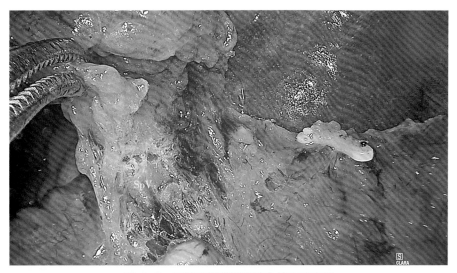

图4-9　于胰后间隙显露脾血管主干末端

SpV（splenic vessel）：脾血管

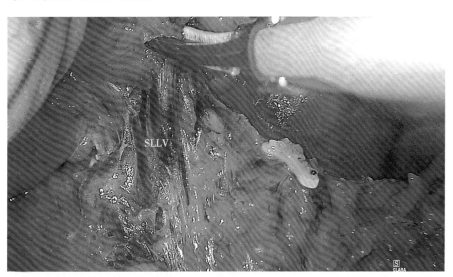

图4-10　显露脾下叶血管

SLLV（spleen lower lobe vessel）：脾下叶血管

在分离过程中，一般十脾下极附近的脾下叶动脉或脾下极动脉可显露胃网膜左血管根部（图4-11）。

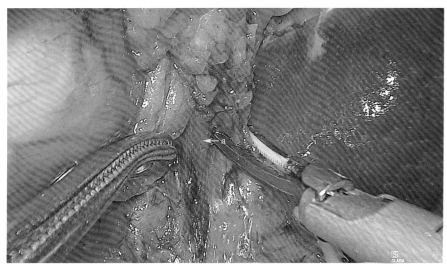

图4-11　显露胃网膜左血管根部（a）

第四章

助手提起胃网膜左血管根部周围的脂肪结缔组织，超声刀沿着该血管表面的解剖间隙将其裸化（图4-12、图4-13），并于该血管根部上血管夹后离断（图4-14），完成No.4sb淋巴结的清扫。

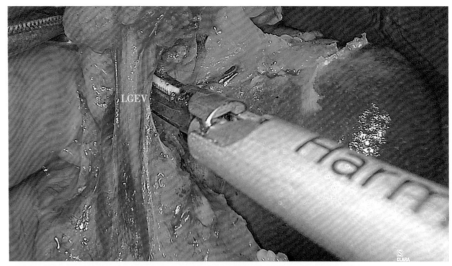

图4-12　沿着胃网膜左血管表面的解剖间隙将其裸化

LGEV（left gastroepiploic vessel）：胃网膜左血管

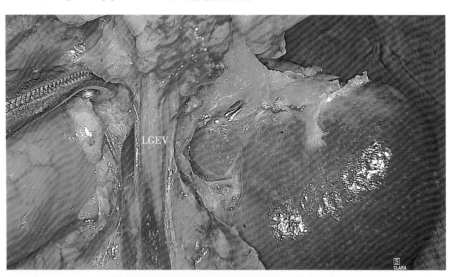

图4-13　助手提起已经裸化的胃网膜左血管

LGEV（left gastroepiploic vessel）：胃网膜左血管

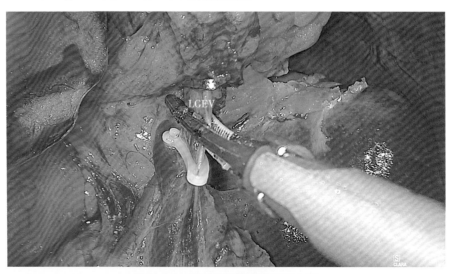

图4-14　于根部离断胃网膜左血管

LGEV（left gastroepiploic vessel）：胃网膜左血管

此时，助手提起脾叶血管表面的脂肪结缔组织，超声刀继续沿脾叶血管表面的解剖间隙小心、细致地往脾门方向钝、锐性分离。分离过程中，可能遇到从脾叶血管发出的1~3支胃短血管（图4-15）。

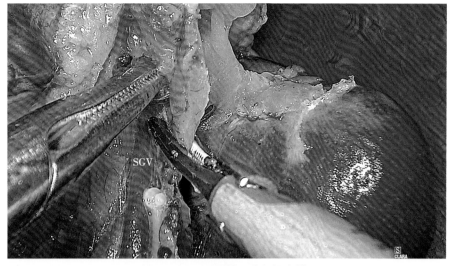

图4-15　显露第一支胃短血管

SGV（short gastric vessel）：胃短血管

助手轻轻提起胃短血管，超声刀细致地分离胃短血管周围的脂肪淋巴组织，裸化胃短血管后（图4-16），于其根部上血管夹并予离断（图4-17）。

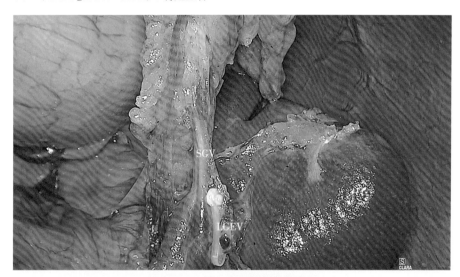

图4-16　第一支胃短血管裸化后

SGV（short gastric vessel）：胃短血管　　　　　LGEV（left gastroepiploic vessel）：胃网膜左血管

第四章

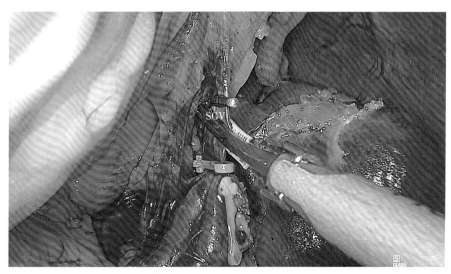

图4-17　离断第一支胃短血管

SGV（short gastric vessel）：胃短血管

对于行远端胃大部切除术的患者，胃网膜左血管离断后只需继续向上离断1~2支胃短血管即可。然后把胃放回原位，助手将胃体大弯侧中部的大网膜组织向上提起，主刀将胃后壁向下牵引以张紧该处大网膜，超声刀于无血管区切开胃大弯侧的大网膜（图4-18），紧贴胃大弯分离大弯侧网膜及其血管分支（图4-19），完成胃大弯侧的裸化（图4-20）。

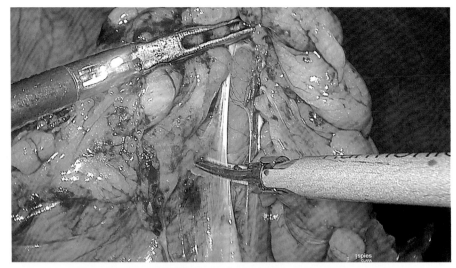

图4-18　张紧大弯侧大网膜，超声刀于无血管区切开大网膜

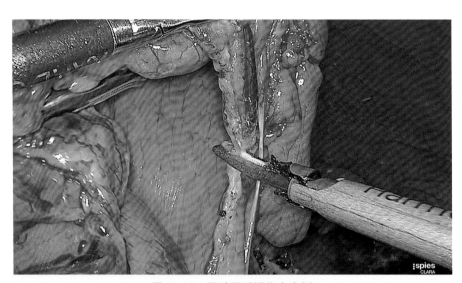

图4-19　紧贴胃壁裸化大弯侧

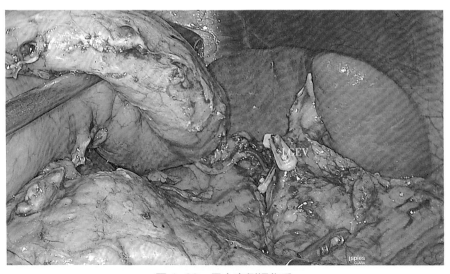

图4-20　胃大弯侧裸化后

LGEV（left gastroepiploic vein）：胃网膜左静脉

第二步，脾动脉干区域淋巴结清扫：助手右手将脾动脉表面已经分离的淋巴脂肪组织向上方提拉，超声刀从脾动脉主干往脾门方向，沿脾动脉表面的解剖间隙裸化脾动脉干至脾叶动脉的分支处，清扫脾动脉远侧端周围的脂肪淋巴组织（图4-21）。

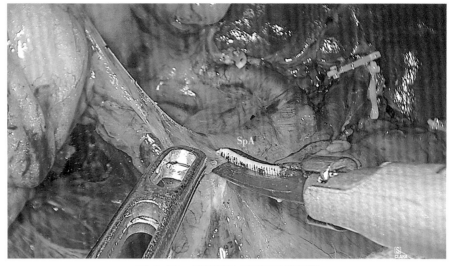

图4-21　清扫脾动脉远侧端淋巴结

SpA（splenic artery）：脾动脉

此时，常常会遇到由脾动脉发出的胃后血管，助手夹住胃后血管向上方牵引，超声刀紧贴脾动脉主干分离胃后血管周围的脂肪淋巴结组织（图4-22），于其根部上血管夹离断（图4-23），完成No.11d淋巴结的清扫。

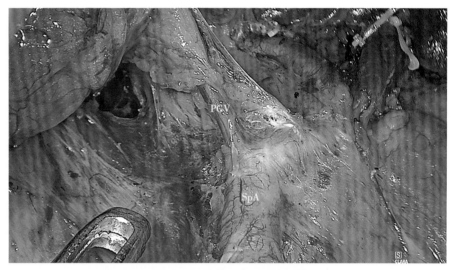

图4-22　显露并裸化胃后血管

PGV（posterior gastric vessel）：胃后血管　　　SpA（splenic artery）：脾动脉

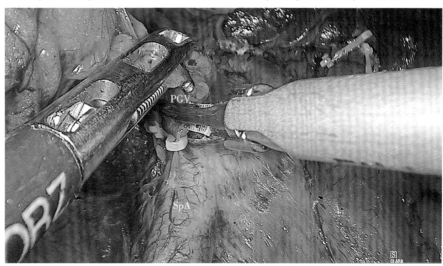

图4-23　于根部离断胃后血管

PGV（posterior gastric vessel）：胃后血管　　　SpA（splenic artery）：脾动脉

第四章

第三步，脾上极区域淋巴结清扫：助手轻轻地提起胃脾韧带内脾血管分支表面的脂肪淋巴组织，超声刀非功能面紧贴着脾叶动脉及脾叶静脉表面的解剖间隙，小心、细致地钝、锐性交替推、剥及切割分离（图4-24、图4-25），将脾上极区域各血管分支完全裸化。此时，常有1~3支胃短动脉由脾叶动脉发出（图4-26~图4-29），走行在胃脾韧带内。助手应夹住胃短血管向上方牵引，超声刀紧贴胃短血管根部细致地解剖其周围脂肪淋巴组织，于根部上血管夹后予以离断（图4-30）。

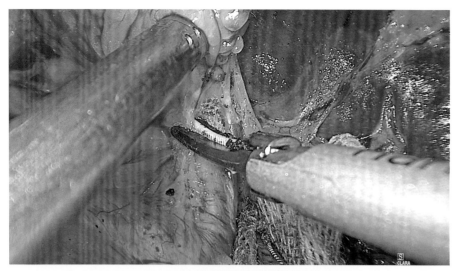

图4-24　脾上极区域沿脾叶血管锐性剥离

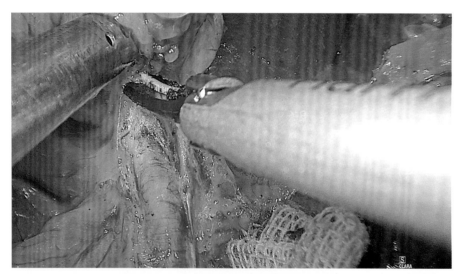

图4-25　脾上极区域沿脾叶血管钝性剥离

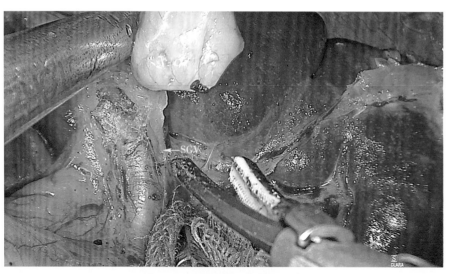

图4-26　显露第二支胃短血管

SGV（short gastric vessel）：胃短血管

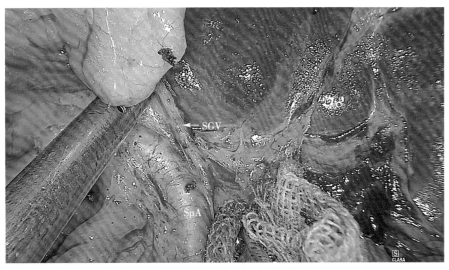

图 4-27　第二支胃短血管裸化后

SGV（short gastric vessel）：胃短血管　　　　　　　　SpA（splenic artery）：脾动脉

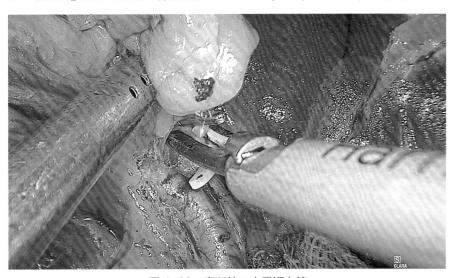

图 4-28　离断第二支胃短血管

SGV（short gastric vessel）：胃短血管

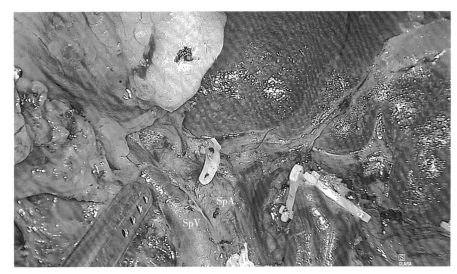

图 4-29　第三支胃短血管显露及裸化后

SpA（splenic artery）：脾动脉　　　　　　　　SpV（splenic vein）：脾静脉

第四章

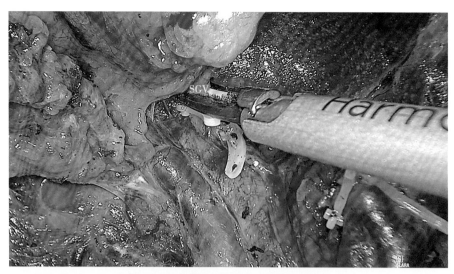

图 4-30　于根部离断第三支胃短血管

SGV（short gastric vessel）：胃短血管

通常位于脾上极的最后一支的胃短血管很短（图 4-31），使胃底紧贴脾门，若牵拉不当易被撕裂出血。此时，助手应往右上方适当牵拉胃底，充分暴露该支血管，主刀仔细分离其周围的脂肪结缔组织后，于根部上血管夹并予离断（图 4-32）。

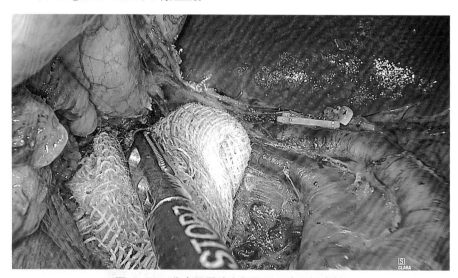

图 4-31　分离显露脾上极最后一支胃短血管

SGV（short gastric vessel）：胃短血管

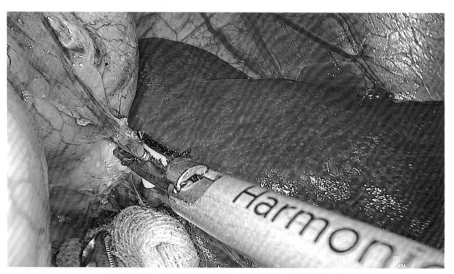

图 4-32　于根部离断脾上极最后一支胃短血管

SGV（short gastric vessel）：胃短血管

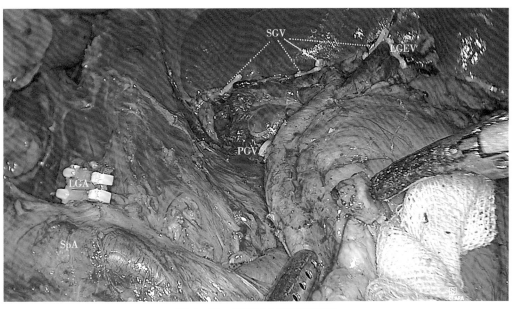

图 4-33　脾动脉干区域清扫后

SGV（short gastric vessel）：胃短血管

LGEV（left gastroepiploic vessel）：胃网膜左血管

PGV（posterior gastric vessel）：胃后血管

LGA（left gastric artery）：胃左动脉

SpA（splenic artery）：脾动脉

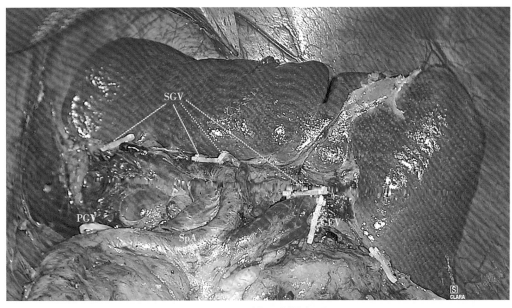

图 4-34　脾门区域清扫后

SGV（short gastric vessel）：胃短血管

LGEV（left gastroepiploic vessel）：胃网膜左血管

PGV（posterior gastric vessel）：胃后血管

SpA（splenic artery）：脾动脉

第四章

131

第二节 腹腔镜胃癌脾门区域淋巴结清扫的手术注意事项

一、脾门区域淋巴结清扫时应该注意的术中解剖

（一）与脾门区域淋巴结清扫相关的筋膜间隙

1. 胃脾韧带与脾肾韧带

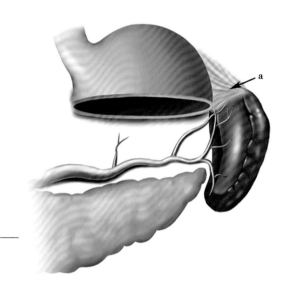

图 4-35 胃脾韧带（a）

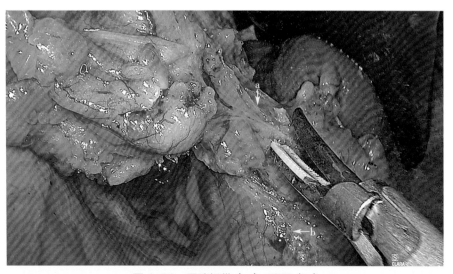

图 4-36 胃脾韧带（a），胰尾（b）

脾与胃之间以胃脾韧带在胰腺上方相连（图 4-35、图 4-36），脾和肾之间以脾肾韧带在侧腹壁相连（图 4-37）。

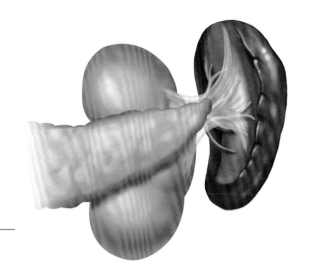

图 4-37　脾肾韧带（示意图）

　　胃脾韧带前面与胰尾处胰腺前筋膜相延续，在胰尾处打开胰腺前筋膜可沿胰腺上方的间隙进入脾胃韧带内的间隙，进而打开脾门周围的韧带，暴露脾动脉在脾门处的终支以及胃网膜左动脉的发出部位（图 4-38~ 图 4-40）。

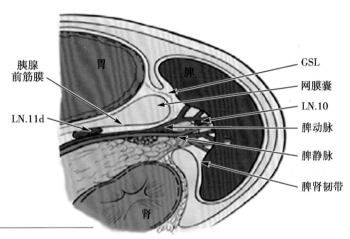

图 4-38　脾肾韧带与胃脾韧带相互延续

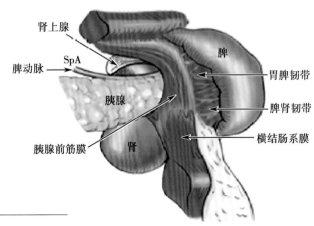

图 4-39　脾肾韧带与胃脾韧带相互延续

第四章

133

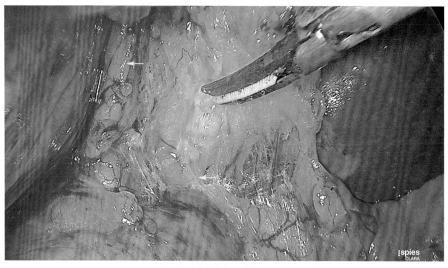

图 4-40　脾肾韧带与胃脾韧带相互延续

2. Toldt 间隙与肾前筋膜（Gerota 筋膜）

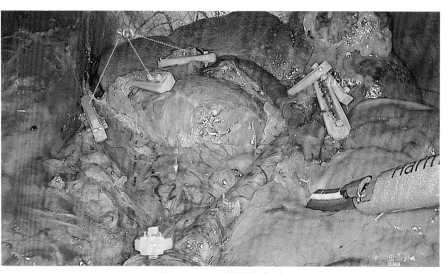

图 4-41　肾前筋膜（a）

LGEV（left gastroepiploic vessel）：胃网膜左血管

SpA（splenic artery）：脾动脉

PGA（posterior gastric artery）：胃后动脉

SGV（short gastric vessel）：胃短血管

　　Toldt 间隙为位于胰腺后筋膜与肾前筋膜之间一个边界完整、分布广泛的无血管平面，其后方为覆盖左肾上腺、左肾和肾血管的肾前筋膜，前方为胰体和胰尾的后面，前下方与横结肠系膜间隙相通（图 4-41）。

（二）与脾门区域淋巴结清扫相关的动脉解剖

1. 脾动脉

脾动脉发自腹腔干，沿胰腺上缘迂曲左行，途中发出进入胰腺的胰大动脉、胰尾动脉和数根分布于胰腺实质的小动脉；向胃后壁及胃大弯分出胃后动脉、胃短动脉和胃网膜左动脉（图 4-42~ 图 4-44）。

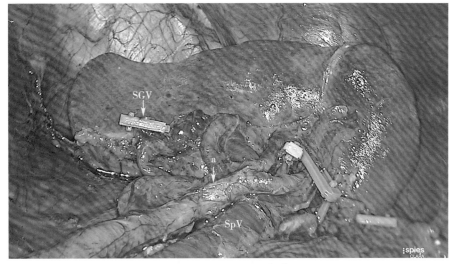

图 4-42　脾动脉（a）

SpV（splenic vein）：脾静脉　　　　SGV（short gastric vessel）：胃短血管

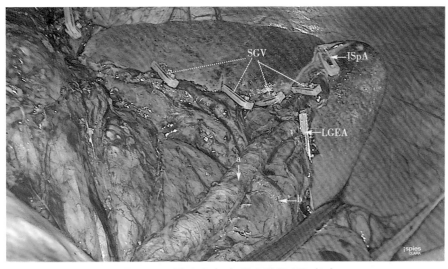

图 4-43　脾动脉（a）发出胰背动脉（b）

SGV（short gastric vessel）：胃短血管　　　LGEA（left gastroepiploic artery）：胃网膜左动脉
ISpA（inferior splenic artery）：脾下极动脉　　　SGV（short gastric vessel）：胃短血管

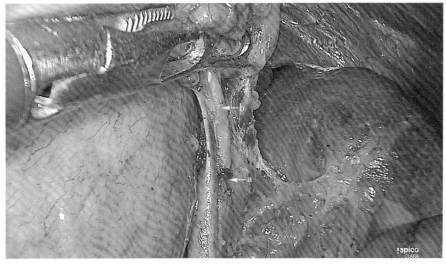

图 4-44　脾动脉（a）于入脾前发出胃网膜左动脉（b）

第四章

2. 脾动脉的走行与胰腺的关系 脾动脉的走行与胰腺有密切的关系，根据我科对 319 例行腹腔镜保脾脾门淋巴结清扫患者的资料统计，常见的有四种类型：

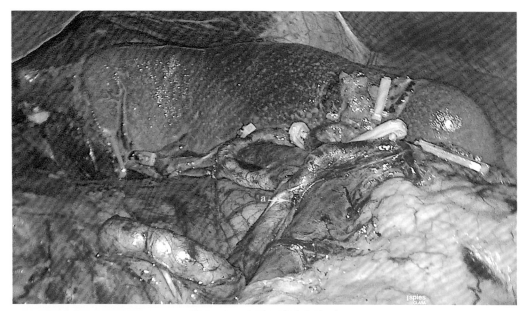

图 4-45　Ⅰ型，脾动脉（a）

（1）Ⅰ型：脾动脉自腹腔动脉发出后，沿胰腺上缘走行至脾门，有 87 例，占 27.2%（图 4-45）；

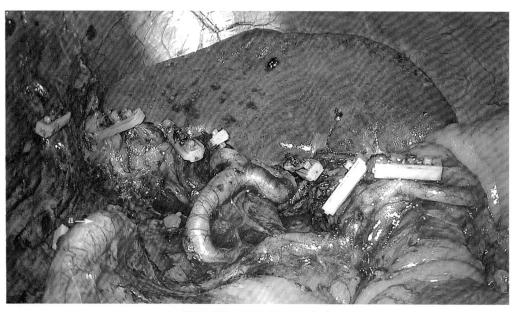

图 4-46　Ⅱ型，脾动脉（a）

（2）Ⅱ型：脾动脉的中间 1/2 段位于胰腺后面或胰腺内，有 213 例，占 66.8%（图 4-46）；

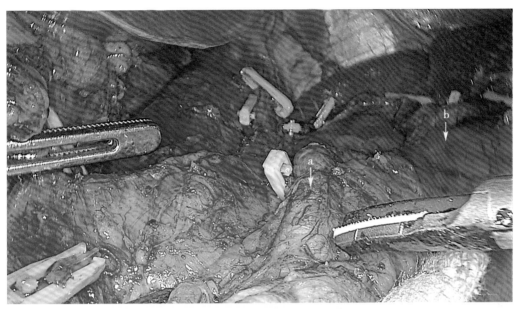

图4-47 Ⅲ型，脾动脉（a）、胰尾（b）

（3）Ⅲ型：脾动脉走行的远端1/2段位于胰腺后面或胰腺内，有13例，占4.1%（图4-47）；

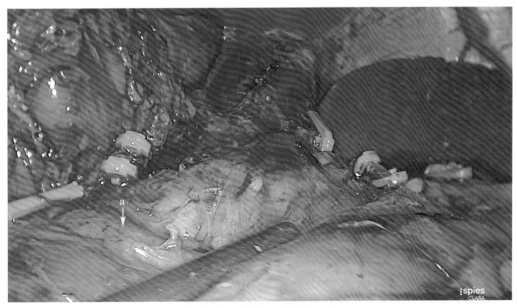

图4-48 Ⅳ型，脾动脉（a）

（4）Ⅳ型：脾动脉远端3/4全部位于胰腺后面或胰腺内，有6例，占1.9%（图4-48）。

第四章

3. 脾动脉的分支

（1）脾叶动脉：即脾动脉在脾门处发出终末支，在解剖学上分为四型，根据我科对 319 例患者的统计：

1）一支型：脾动脉在脾门处呈单干弓形，弯曲进入脾实质内，该型较少见，有 22 例，占 6.9%（图 4-49）；

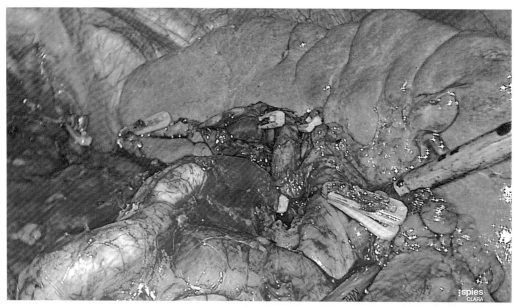

图 4-49　一支型

2）二支型：脾动脉在脾门处分出脾上叶动脉和脾下叶动脉，此型常见，有 252 例，占 79.0%（图 4-50）；

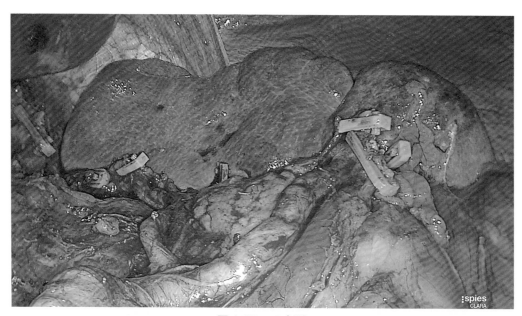

图 4-50　二支型

3）三支型：脾动脉在脾门处分出脾上叶动脉、脾中叶动脉和脾下叶动脉，有43例，占13.5%（图4-51）；

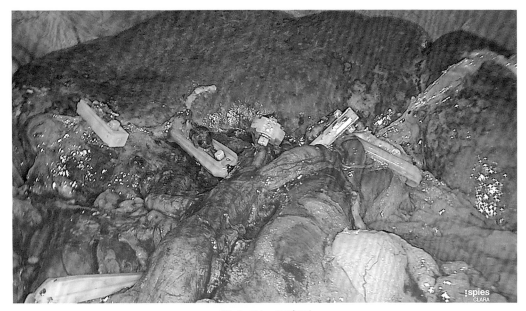

图4-51　三支型

4）多支型：脾动脉在脾门处分出4~7支脾叶动脉进入脾脏，该型罕见，仅有2例，占0.6%（图4-52）。

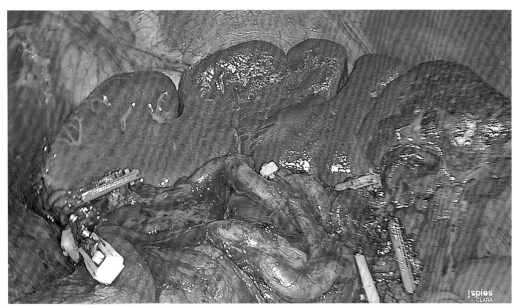

图4-52　多支型

第四章

（2）脾极动脉

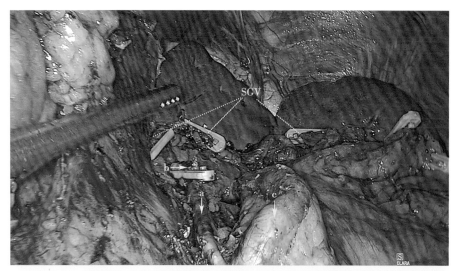

图 4-53　脾上极动脉（a）、胃后动脉（b）、脾动脉（c）

SGV（short gastric vessel）：胃短血管

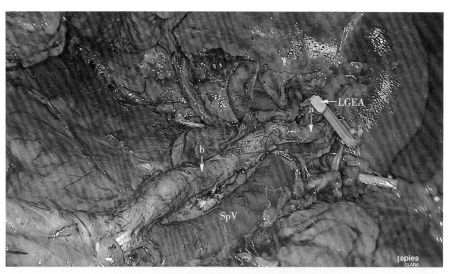

图 4-54　脾下极动脉（a）发自脾动脉（b）

SpV（splenic vein）：脾静脉
LGEA（left gastroepiploic artery）：胃网膜左动脉

　　是指不经过脾门直接进入脾上极和（或）脾下极的动脉。脾上极动脉绝大多数起始于脾动脉干，极少数起始于脾叶动脉。脾下极动脉大多数起自胃网膜左动脉或脾下叶动脉，少数起自脾动脉干。对我科 319 例患者的统计中，有 53 例发现脾上极动脉，发生率为 16.6%；仅有 16 例出现脾下极动脉，发生率为 5.0%（图 4-53、图 4-54）。

（3）胃网膜左动脉

是脾动脉、脾下叶动脉或脾动脉下极动脉的分支，胃网膜左动脉发出后，在胃脾韧带进入大网膜的前两层之间，由左向右沿胃大弯走行，沿途发出数条分支至胃前壁、后壁及大网膜，并与胃网膜右动脉形成胃大弯动脉弓（图 4-55~ 图 4-57）。

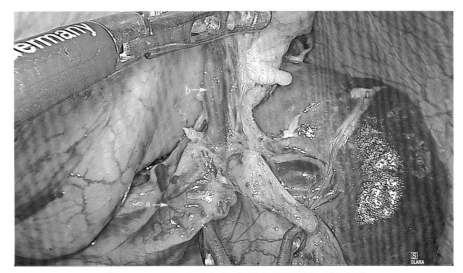

图 4-55　脾下叶动脉（a）发出胃网膜左动脉（b）

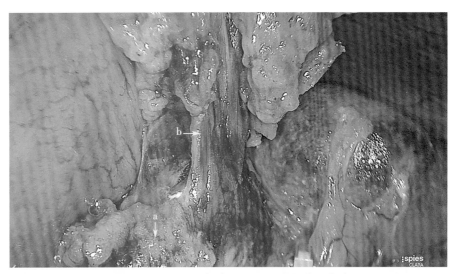

图 4-56　脾动脉（a）发出胃网膜左动脉（b）

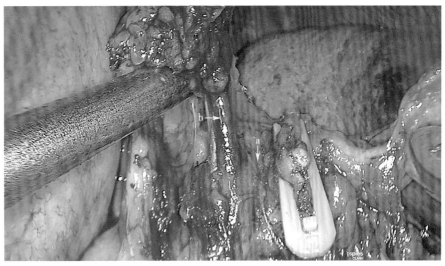

图 4-57　脾下极动脉（a）发出胃网膜左动脉（b）

（4）胃短动脉

胃短动脉起自脾动脉主干或其分支，一般有4~6条，其中偶有个别分支起自胃网膜左动脉（图4-58、图4-59）。

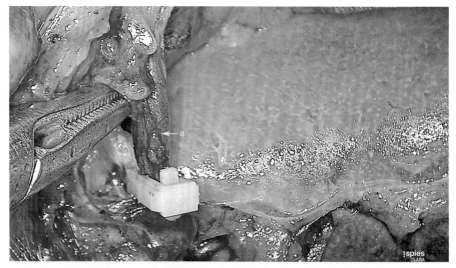

图4-58　胃短动脉（a）起自脾动脉主干或其分支

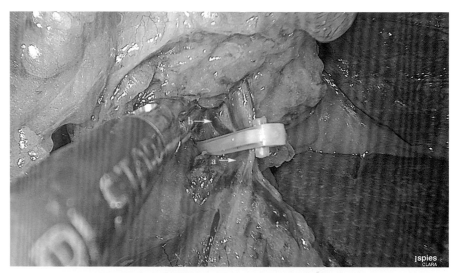

图4-59　胃网膜左血管（a）发出胃短血管（b）

胃短动脉均在胃脾韧带内，分布于胃底部的外侧。胃短血管越靠近脾上极，其长度越短，在行全胃切除术时应予以重视（图4-60）。

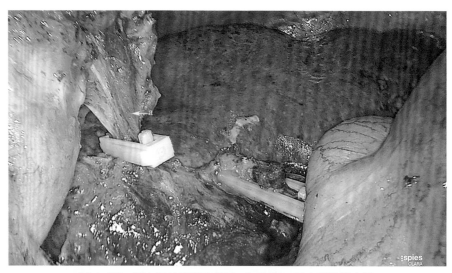

图4-60　脾上极处胃短血管（a）较短，胃底紧贴脾上极

（5）胃后动脉

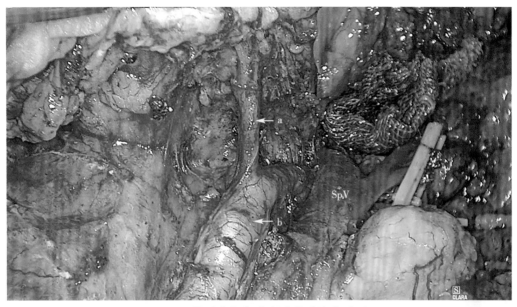

图 4-61　胃后动脉（a）起自脾动脉（b）主干

SpV（splenic vein）：脾静脉

胃后动脉在胃后壁处，起自脾动脉主干及其分支，大多数起自脾动脉主干（图 4-61），少数起自脾动脉上极支（图 4-62）。胃后动脉出现的概率约为 60.0%~80.0%，于网膜囊后，伴同名静脉上行。

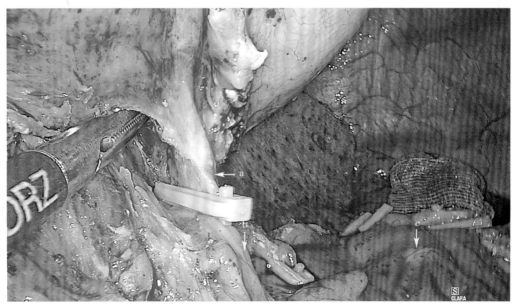

图 4-62　胃后动脉（a）起自脾上极动脉（b），脾动脉（c）

4. 脾动脉终末支类型

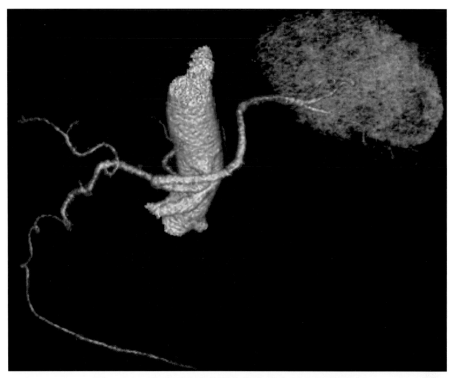

图 4-63　集中型脾动脉终末支类型（3D-CT 重建）

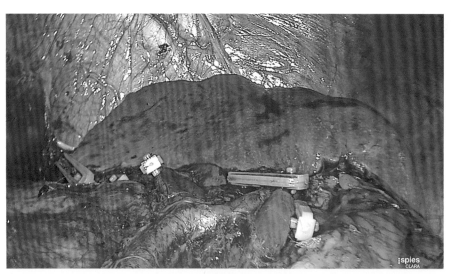

图 4-64　集中型脾动脉终末支类型

根据脾叶血管发出点与脾门的距离，将脾门区血管分为集中型和分散型。集中型的患者，脾动脉常常在距脾门约 2cm 以内发出分支，脾动脉主干相对较长，脾叶动脉相对较短且集中（图 4-63、图 4-64）。

第四章

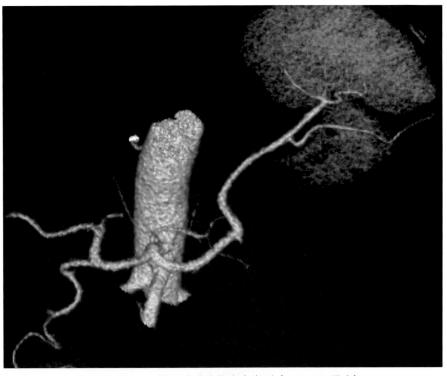

图 4-65　分散型脾动脉终末支类型（3D-CT 重建）

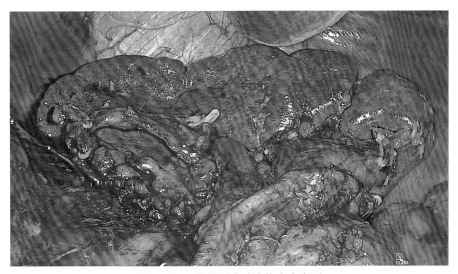

图 4-66　分散型脾动脉终末支类型

　　分散型患者脾动脉发出分支处与脾门的距离一般大于 2cm，其脾叶动脉分支较长且直径较细，常常伴有脾极动脉（图 4-65、图 4-66）。我科对 319 患者的统计发现，集中型患者 205 例，占 64.3%，分散型有 114 例，占 35.7%。

（三）与脾门区域淋巴结清扫相关的静脉解剖

1. 胃网膜左静脉

与同名动脉伴行，汇入脾静脉（图4-67、图4-68）。

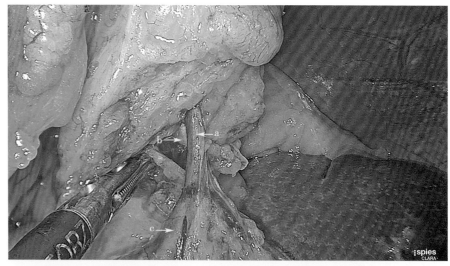

图4-67 胃网膜左静脉（a）与同名动脉（b）伴行，汇入脾静脉（c）

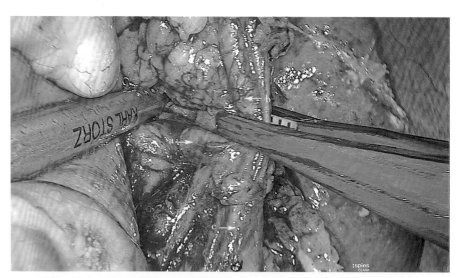

图4-68 胃短血管（a）发自胃网膜左血管（b）与脾动脉（c）交界处

2. 脾静脉

由脾门处各脾叶静脉汇合而成，在行程中还接收脾极静脉、胰静脉支、胃短静脉和胃网膜左静脉以及肠系膜下静脉等的血液。常与脾动脉伴行，但不如动脉迂曲（图4-69）。

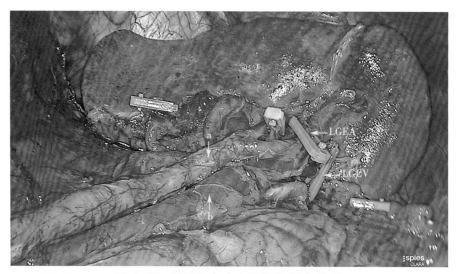

图4-69 脾静脉（a）与脾动脉（b）伴行

LGEV（left gastroepiploic vein）：胃网膜左静脉

LGEA（left gastroepiploic artery）：胃网膜左动脉

（四）与脾门区域淋巴结清扫相关的淋巴结解剖

1. No.4 淋巴结（大弯区淋巴结） 大弯区淋巴结根据伴行动脉不同，分别被命名为 3 个亚号：

（1）No.4d 淋巴结

1）No.4d 淋巴结定义

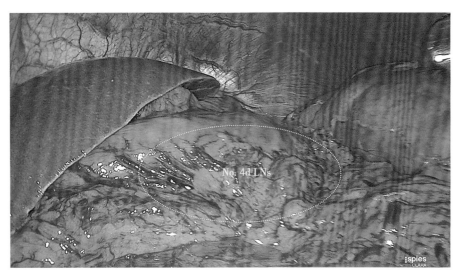

图 4-70 No.4d 淋巴结范围

位于大弯侧两层胃系膜之间，沿胃网膜右动脉分布的淋巴结。与 No.6 淋巴结的分界是胃网膜右动脉进入胃壁的第一支，该支血管右侧（包括该支血管）为 No.6 淋巴结，左侧为 No.4d 淋巴结（图 4-70）。

2）No.4d 淋巴结转移病例（图 4-71）

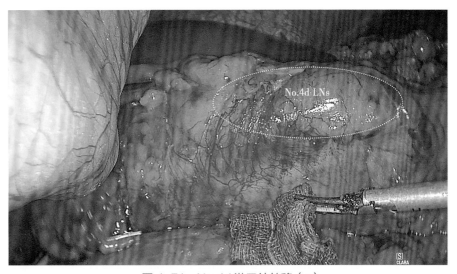

图 4-71 No.4d 淋巴结转移（a）

（2）No.4sb 淋巴结

1）No.4sb 淋巴结定义

位于大弯侧两层胃系膜之间，胃脾韧带内，沿胃网膜左动脉分布的淋巴结。与 No.10 淋巴结的分界是胃网膜左动脉进入胃壁的第一支，分布于该分支血管远端（包括该支血管）的淋巴结属 No.4sb 淋巴结，该分支血管近端、脾门区的淋巴结属 No.10 淋巴结（图 4-72）。

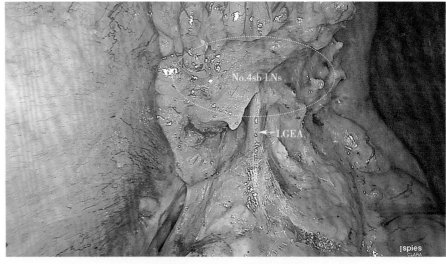

图 4-72 No.4sb 淋巴结范围

LGEA（left gastroepiploic artery）：胃网膜左动脉

2）No.4sb 淋巴结转移病例（图 4-73、图 4-74）

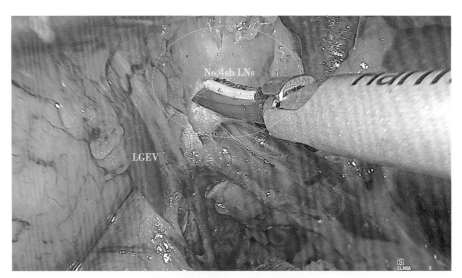

图 4-73 No.4sb 淋巴结转移

LGEV（left gastroepiploic vessel）：胃网膜左血管

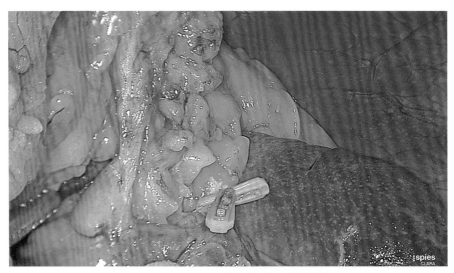

图 4-74 No.4sb 淋巴结转移（清扫后）

第四章

（3）No.4sa 淋巴结

1）No.4sa 淋巴结定义

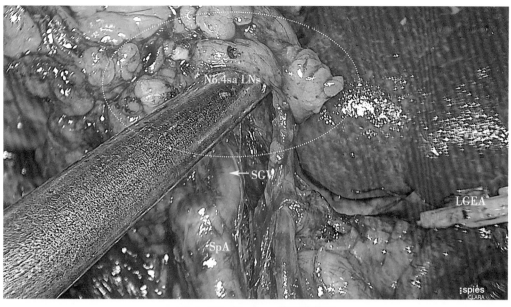

图 4-75　No.4sa 淋巴结范围

SpA（splenic artery）：脾动脉

LGEA（left gastroepiploic artery）：胃网膜左动脉

SGV（short gastric vessel）：胃短血管

位于胃大弯侧两层胃系膜之间的胃壁上，沿胃短动脉分布的淋巴结（图 4-75）。

2）No.4sa 淋巴结转移病例（图 4-76）

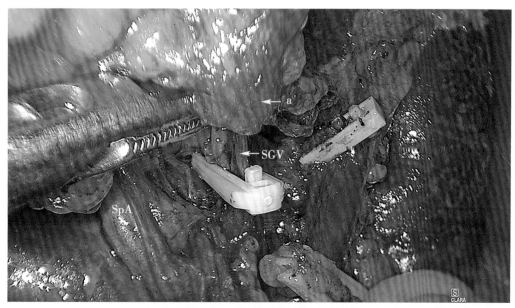

图 4-76　No.4sa 淋巴结（a）

SGV（short gastric vessel）：胃短血管

SpA（splenic artery）：脾动脉

第四章

149

（4）ICG 对 No.4 淋巴结的显示（图 4-77、图 4-78）

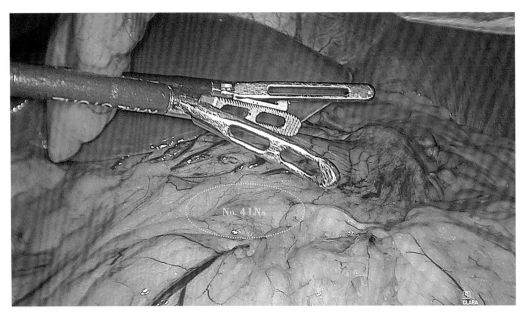

图 4-77　No.4 淋巴结肉眼所见

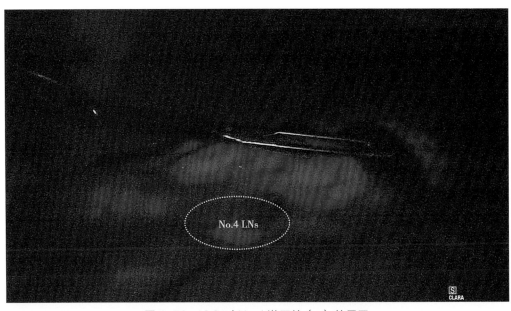

图 4-78　ICG 对 No.4 淋巴结（a）的显示

2. No.10 淋巴结（脾门淋巴结）

（1）No.10 淋巴结定义

位于脾门处，沿离开胰尾至进入脾的血管分布的淋巴结，与 No.11 淋巴结的分界是胰尾部末端（图 4–79）。

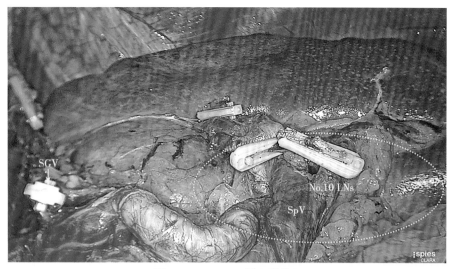

图 4–79　No.10 淋巴结范围

SGV（short gastric vessel）：胃短血管　　　　　SpA（splenic artery）：脾动脉

SpV（splenic vein）：脾静脉

（2）No.10 淋巴结转移病例（图 4–80、图 4–81）

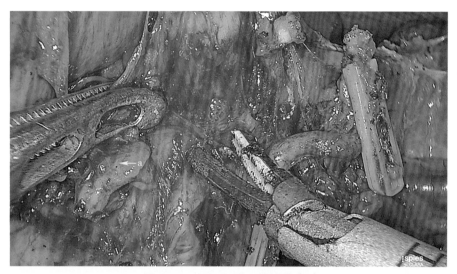

图 4–80　No.10 淋巴结转移（a）

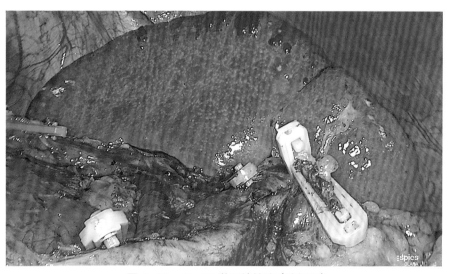

图 4–81　No.10 淋巴结转移（清扫后）

第四章

（3）ICG 对 No.10 淋巴结的显示（图 4-82、图 4-83）

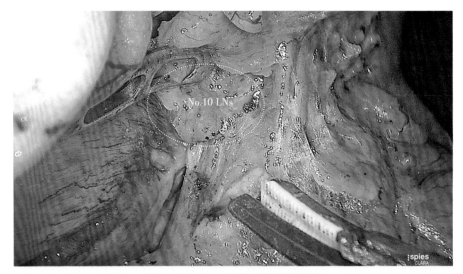

图 4-82　No.10 淋巴结肉眼所见

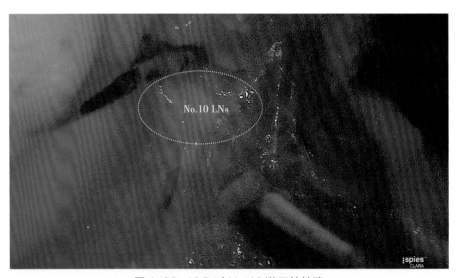

图 4-83　ICG 对 No.10 淋巴结转移

3. No.11 淋巴结（脾动脉干淋巴结）

（1）No.11 淋巴结定义

沿脾动脉干分布，包括该区域胰腺后面的淋巴结。基于淋巴流向及临床需要，又将 No.11 淋巴结以脾动脉中点为界分成两个亚型，靠近腹腔动脉的半侧定为 No.11p 淋巴结，靠近脾门的半侧定为 No.11d 淋巴结（图 4-84）。

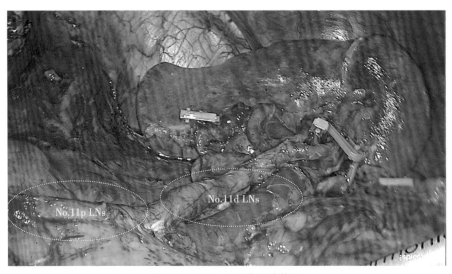

图 4-84　No.11 淋巴结范围

（2）No.11淋巴结转移病例（图4-85）

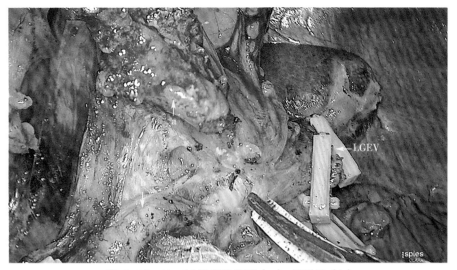

图4-85　No.11淋巴结转移（a），脾动脉（b）

LGEV（left gastroepiploic vessel）：胃网膜血管

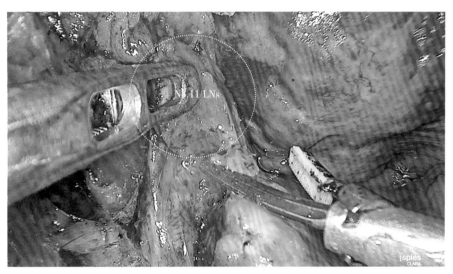

图4-86　No.11淋巴结肉眼所见

（3）ICG对No.11淋巴结的显示（图4-86、图4-87）

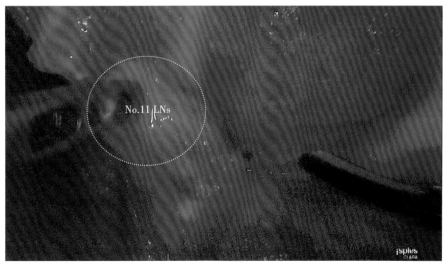

图4-87　ICG对No.11淋巴结的显像

第四章

二、脾门区域淋巴结清扫时术中注意事项

开始清扫此区域淋巴结前，应先将胃体尽量下推至右下方，再将大网膜翻转推送置于胃的前壁上方，让胃体和大网膜在手术操作过程中不容易遮挡视野。部分患者存在网膜组织与脾粘连的情况（图4-88），此时助手应注意牵拉组织的力度和角度，避免用力不当造成脾脏撕裂引起出血（图4-89）。因此，在进行淋巴结清扫之前，应先将脾胃韧带的粘连松解（图4-90）。

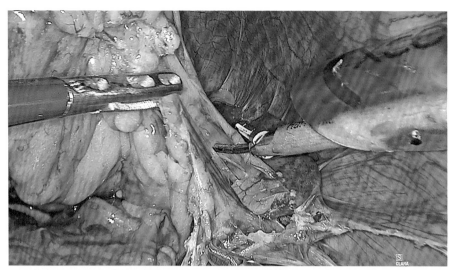

图4-88 网膜与脾粘连

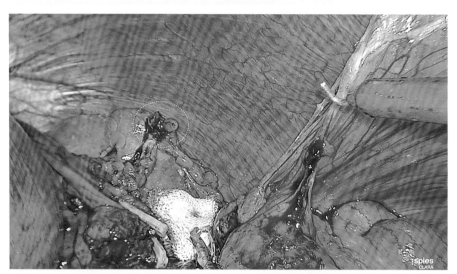

图4-89 脾粘连因牵拉力度过大导致脾被膜撕裂出血

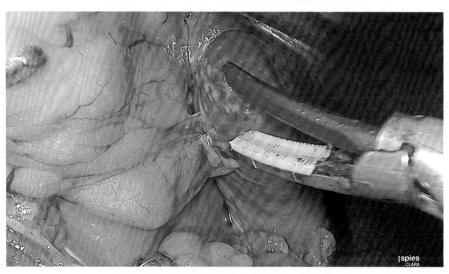

图4-90 将脾粘连松解后再行进一步操作

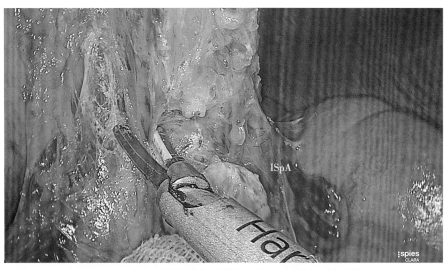

图 4-91 循脾肾韧带间隙进行剥离可显露脾下极血管

ISpA（inferior splenic artery）：脾下极动脉

在胰尾前方循筋膜延续的方向打开胰腺前筋膜后，可以沿胰腺前筋膜后方的胰后间隙进入脾肾韧带间隙内，并且此间隙逐渐加大，循此间隙剥离可显露脾下极血管或脾下叶血管（图 4-91）。

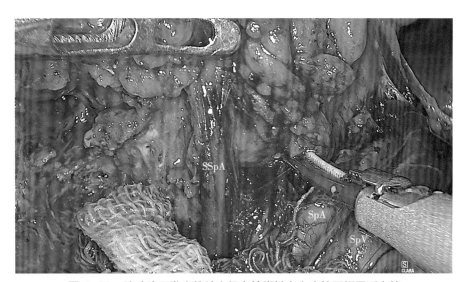

图 4-92 脾动脉干发出的脾上极血管常被向上牵拉而似胃后血管

SSpA（Superior splenic artery）：脾上极动脉
SpA（splenic artery）：脾动脉
SpV（splenic vein）：脾静脉

脾脏缺血多为术中误切断脾脏供血分支所致，尤其是在清扫脾动脉干远端部分时，由脾动脉干发出的脾上极血管常被向上牵拉而似胃后血管（图 4-92）。在离断此区域血管分支前应注意辨别，无法判断时，应先予以保留。

脾脏与胰尾的关系亦十分密切，50.0%的人胰尾距脾门仅 1cm 左右；约 30.0%的人胰尾与脾门直接接触，其中 49.5%的人胰尾紧靠脾门中央，42.5%的人胰尾紧贴脾下极，8.3%的人胰尾紧贴脾脏的上极（图 4-93~图 4-95）。

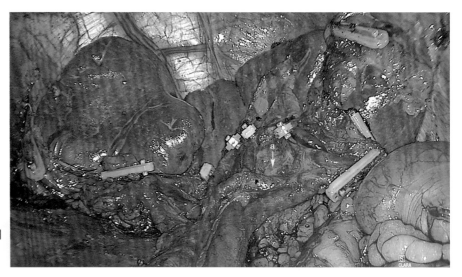

图 4-93 胰尾（a）紧靠脾门中央

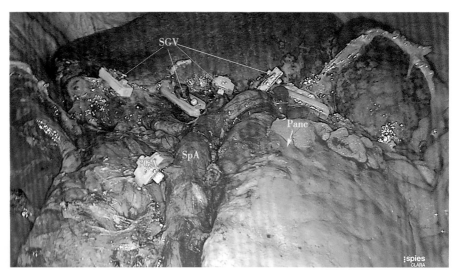

图 4-94 胰尾紧靠脾下极

SGV（short gastric vessel）：胃短血管 SpA（splenic artery）：脾动脉
PGA（posterior gastric artery）：胃后动脉 Panc（pancrease）：胰腺

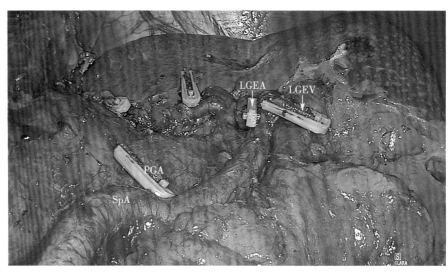

图 4-95 胰尾紧靠脾上极

SpA（splenic artery）：脾动脉
LGEV（left gastroepiploic vein）：胃网膜左静脉
LGEA（left gastroepiploic artery）：胃网膜左动脉
PGA（posterior gastric artery）：胃后动脉

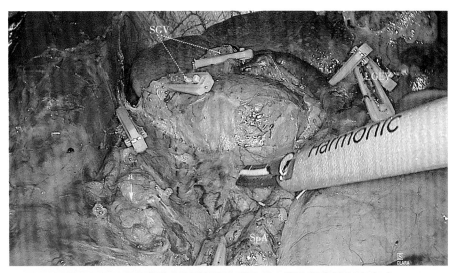

图 4-96　应区分淋巴脂肪组织与肾上腺，以免损伤肾上腺（a）

LGEV（left gastroepiploic vein）：胃网膜左静脉

LGEA（left gastroepiploic artery）：胃网膜左动脉

SpA（splenic artery）：脾动脉

SpV（splenic vein）：脾静脉

SGV（short gastric vessel）：胃短血管

因此，在清扫脾门区血管后方的淋巴结时，应该注意勿损伤胰尾。我们认为，当胰尾位于脾下极区同时距离脾门一段距离的情况下，方能安全清扫脾门区血管后方的淋巴结。脾门淋巴结清扫过程应在 Toldt 间隙进行，操作平面不宜过深，以免损伤 Gerota 筋膜引起出血（图 4-96）。

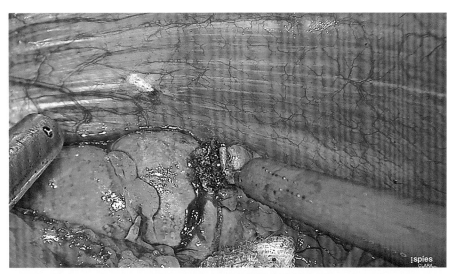

图 4-97　沿出血面平行喷凝

脾脏损伤出血的处理较为棘手，表面浅小的撕裂伤可导致较多的渗血，导致手术视野不清。损伤较大纱布压迫难以止血者，应果断更换为双极电凝钩（功率为 90~100W），采用喷凝模式，沿出血面平行喷凝，使出血脾实质焦化结痂黏附而止血（图 4-97）。

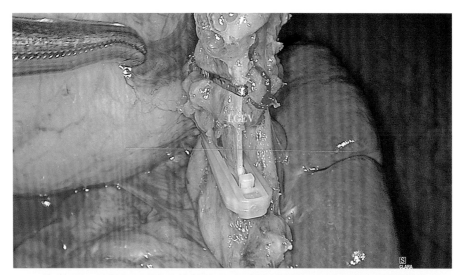

图 4-98　暴露胃网膜左血管根部，于绿色虚线平面以上离断胃网膜左血管

LGEV（left gastroepiploic vessel）：胃网膜左血管

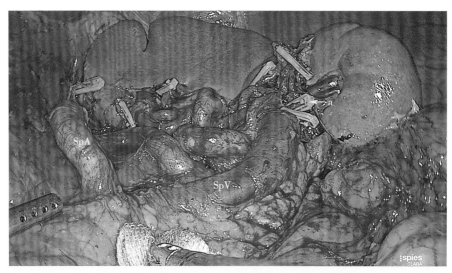

图 4-99　脾下极支血管被切断（a），脾下极缺血

SpA（splenic artery）：脾动脉
SpV（splenic vein）：脾静脉

　　在无法明确相应血管时，不宜盲目予以离断，应充分暴露胰尾上缘的胰后间隙，沿已显露的血管向远端分离，进一步裸化该血管至明确其走行。通常情况应显露入脾血管后，再于根部离断胃网膜左血管，以免误断脾叶血管引起脾缺血（图 4-98、图 4-99）。

行远侧胃大部切除术时，离断胃网膜左血管后，应继续向上离断1~2支胃短血管（图4-100），而后裸化胃大弯。在裸化胃大弯时，可从胃大弯中部开始，先用超声刀在无血管区打开一个操作孔，以利于超声刀裸化胃大弯时能够完全夹闭大弯侧血管（图4-101、图4-102）。

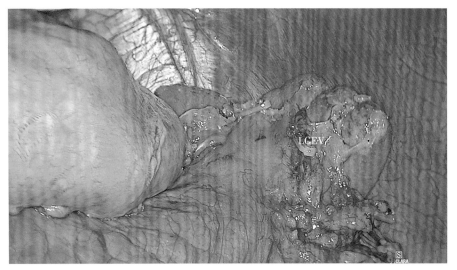

图4-100　胃网膜左血管离断后继续向胃底大弯侧离断1~2支胃短血管

LGEV（left gastroepiploic vessel）：胃网膜左血管

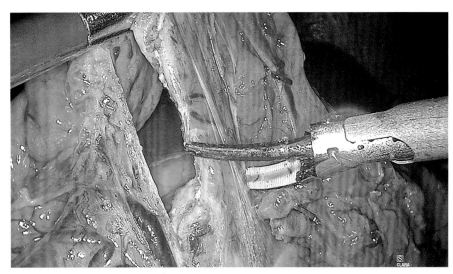

图4-101　超声刀于胃体大弯侧无血管区打开一个操作孔

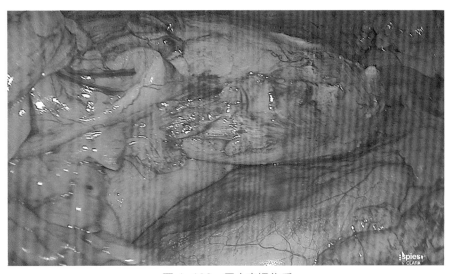

图4-102　胃大弯裸化后

第四章

虽然脾动脉的起始位置较固定（98.0% 左右起自腹腔动脉），有部分脾动脉走行于胰腺组织内，清扫这些走行的脾动脉周围脂肪淋巴组织时，应注意其与胰腺实质的分界，切勿将胰腺组织当作淋巴结切除，导致术中出血及术后胰瘘等并发症的发生（图 4-103）。

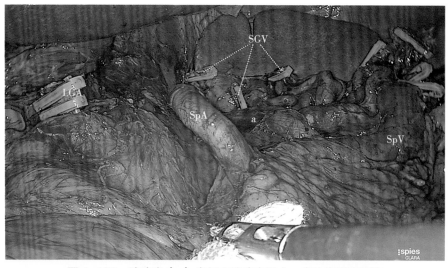

图 4-103 脾动脉（a）走行于胰腺实质内，应注意保护胰腺

LGA（left gastric artery）：胃左动脉　　　　SpA（splenic artery）：脾动脉
SpV（splenic vein）：脾静脉　　　　　　　SGV（short gastric vessel）：胃短血管

操作过程中需特别注意辨别迂曲的血管与淋巴结间的间隙，注意勿将迂曲的脾动脉主干当作肿大的淋巴结予以切除，导致出血或脾脏缺血（图 4-104）。

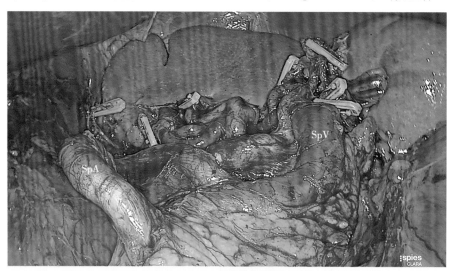

图 4-104 严重迂曲的脾动脉

SpA（splenic artery）：脾动脉　　　　　　SpV（splenic vein）：脾静脉

尽量保持清扫下来的脂肪淋巴组织的连续性，以利于助手的提拉、暴露解剖间隙（图 4-105、图 4-106）。

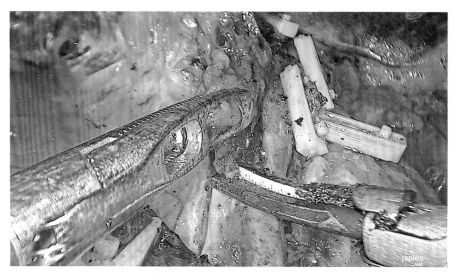

图 4-105 超声刀锐性分离静脉表面的脂肪淋巴组织

SpV（splenic vein）：脾静脉

第四章

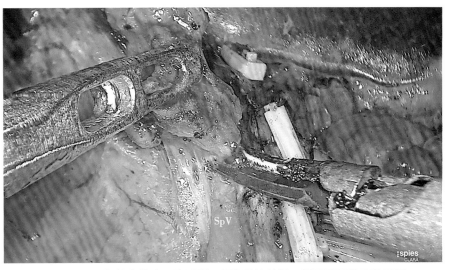

图 4-106　保持血管表面脂肪淋巴组织的连续性，便于助手的牵拉暴露

SpV（splenic vein）：脾静脉

胃短血管也是脾门淋巴结清扫过程必须离断的血管之一，通常有 4~7 支。在暴露胃短血管时应分层分离胃脾韧带，先切开脾侧系膜，再切开内侧系膜（图 4-107、图 4-108），切忌用超声刀盲目夹持大量组织并离断，以免超声刀无法完全闭合血管引起出血。越远离根部，胃短血管的分支增多，需要离断的血管及误损伤的概率越大（图 4-109、图 4-110）。

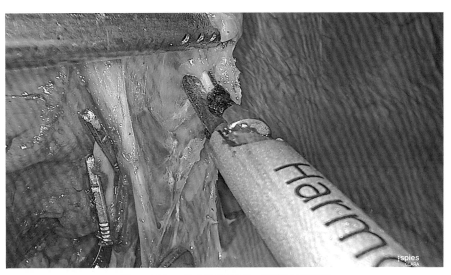

图 4-107　分离胃脾韧带：切开脾侧系膜

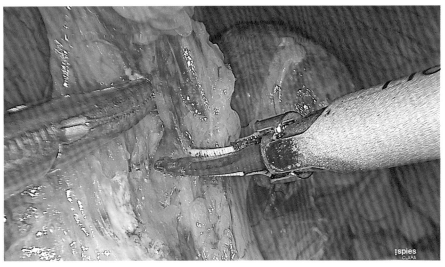

图 4-108　分离胃脾韧带：切开内侧系膜

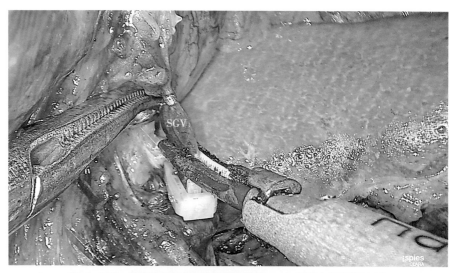

图 4-109　紧贴脾门区血管清扫淋巴结，在根部离断胃短血管

SGV（short gastric vessel）：胃短血管

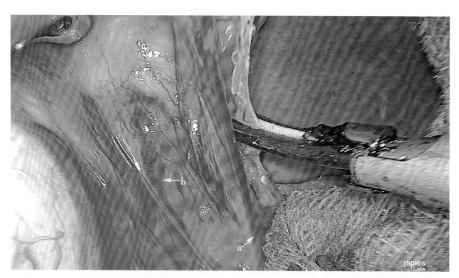

图 4-110　如果远离根部离断胃短血管（a），其已发出分支（b），需处理更多的血管

当淋巴结清扫至脾
上极附近时，应该注意该
支胃短血管的存在及特
点，一方面应避免用力
牵拉胃底，另一方面应将
该血管裸化后离断，以免
超声刀无法完全闭合血管
引起出血（图 4-111、图
4-112）。

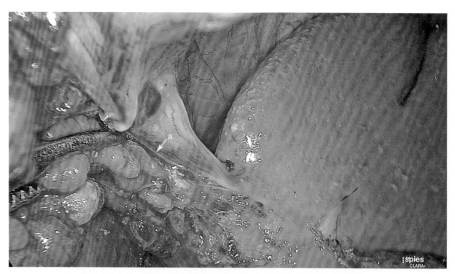

图 4-111　最后一支胃短血管（a）较短，胃底紧靠脾脏

SGV（short gastric vessel）：胃短血管

第四章

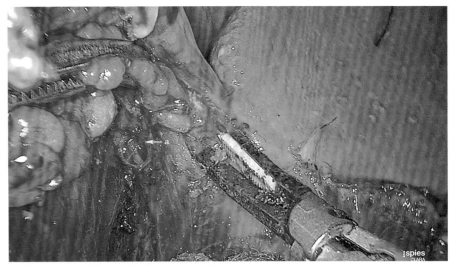

图 4-112　胃短静脉（a）直接汇入脾上极

部分患者脾上极血供由胃短血管供应，在离断胃短血管后可能会出现脾脏部分缺血（图 4-113）。

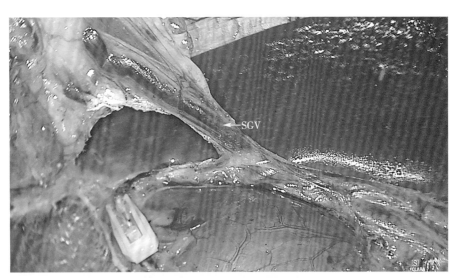

图 4-113　脾上极血供由胃短血管供应

SGV（short gastric vessel）：胃短血管

脾上极血管往往仅有动脉走行，不通过脾门血管区，径直走向脾上极。助手这时要上提胃体，主刀下压胰腺，使胃后血管保持一定张力，便于主刀辨认及游离，当胃后动脉根部被裸化后应优先予以切断，以利于脾门区域的暴露（图 4-114）。

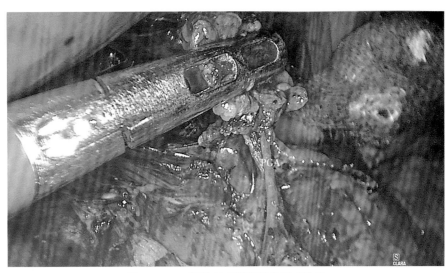

图 4-114　裸化并于根部结扎胃后动脉

PGA（posterior gastric artery）：胃后动脉

第四章

控制出血是脾门淋巴结清扫的难点之一，如果出血量较大，助手不能很好暴露出血点时，主刀迅速用较大的纱布压住出血点，暂时控制出血。助手用吸引器吸进出血后重新调整位置暴露出血点，主刀在出血点上、下分别予以钛夹结扎止血（图4-115、图4-116）。

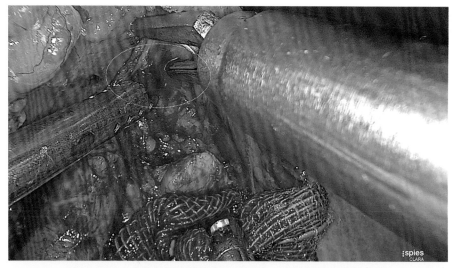

图4-115　主刀用无创抓钳轻夹出血点，并予以钛夹结扎止血

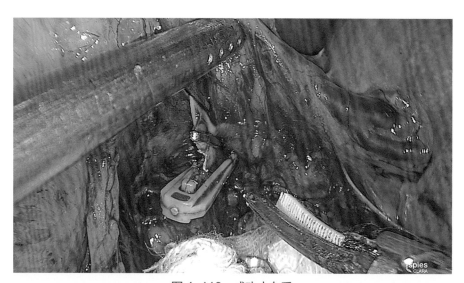

图4-116　成功止血后

参考文献

1. Huang CM，Chen QY，Lin JX，et al. Huang's three-step maneuver for laparoscopic spleen-preserving No. 10 lymph node dissection for advanced proximal gastric cancer. Chin J Cancer Res. 2014;26（2）:208-210.

2. Wang JB, Huang CM, Zheng CH, et al. Laparoscopic spleen-preserving No. 10 lymph node dissection for advanced proximal gastric cancer in left approach: a new operation procedure. World J Surg Oncol. 2012;10:241-247.

3. Huang CM，Chen QY，Lin JX，et al. Laparoscopic spleen-preserving No. 10 lymph node dissection for advanced proximal gastric cancer using a left approach. Ann Surg Oncol. 2014;21（6）:2051.

4. Huang CM，Chen QY，Lin JX，et al. Laparoscopic spleen-preserving splenic hilar lymphadenectomy performed by following the perigastric fascias and the intrafascial space for advanced upper-third gastric cancer. PLOS ONE. 2014;9（3）:e90345.

5. Huang CM，Lin JX. Laparoscopic spleen-preserving splenic hilar lymph node dissection for proximal gastric cancer. Chin J Gastrointest Surg. 2012;15（8）：784-786.

第四章

腹腔镜胃癌贲门区域淋巴结清扫

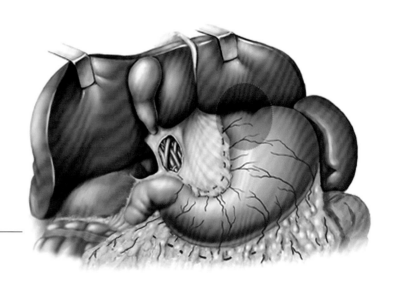

图 5-1　贲门区域

第一节　腹腔镜胃癌贲门区域淋巴结清扫手术步骤

一、裸化胃小弯，清扫 No.1、3 淋巴结

（一）手术入路

No.1、3 淋巴结清扫我们采用胃后方入路，即以胃体小弯侧后壁的无血管区作为手术入路（图 5-2）。一方面，利用胃前壁及肝胃韧带挡住肝脏，使小弯侧后壁视野的暴露更加清晰；另一方面，超声刀切割方向与胃小弯侧平行，便于主刀紧贴小弯侧胃壁离断肝胃韧带小弯侧；此外，也方便主刀能够利用超声刀完全夹闭胃小弯血管进行离断，防止血管出血。

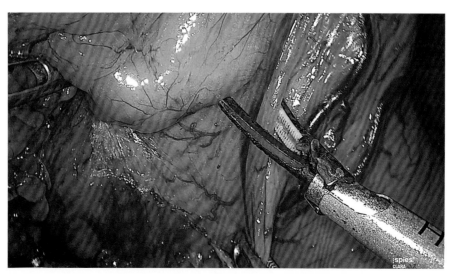

图 5-2　胃后方入路清扫 No.1、3 组淋巴结

（二）暴露方式

助手向头侧翻转大弯侧胃体部分，左手无创抓钳钳夹小弯侧胃胰襞部分，右手无创抓钳钳夹胃上部小弯侧后壁的小网膜，向两侧反向牵引，主刀夹持胃体后壁向下牵引，形成三角牵拉，使胃上部的胃小弯侧肝胃韧带及胃体后壁呈紧张状态（图5-3），形成较好的手术空间和张力。

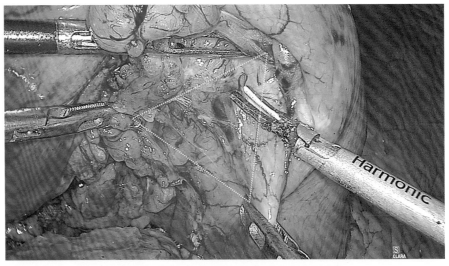

图5-3　三角牵拉使胃小弯侧后壁呈紧张状态

（三）手术步骤

超声刀于胃小弯侧后壁的无血管区打开肝胃韧带后叶（图5-4），紧贴胃壁分离、切断肝胃韧带后叶及胃后壁的血管（图5-5），继续沿胃壁向肝胃韧带前叶方向分离（图5-6），离断肝胃韧带前叶及胃前壁的血管（图5-7），并向上分离直至贲门部（图5-8），向下分离至胃角附近（图5-9），彻底裸化胃小弯，完成No.3淋巴结的清扫（图5-10）。

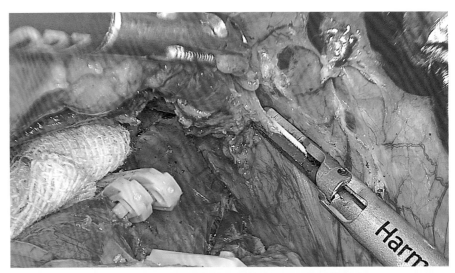

图5-4　胃小弯侧后壁的无血管区打开肝胃韧带后叶

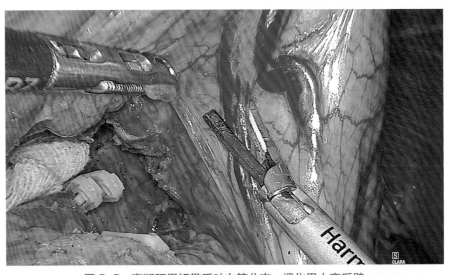

图5-5　离断肝胃韧带后叶血管分支，裸化胃小弯后壁

第五章

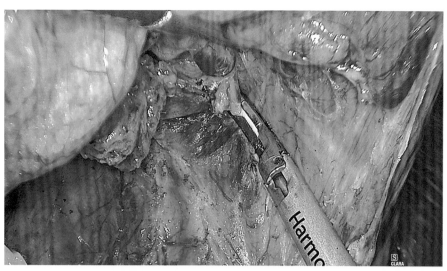

图 5-6　胃小弯侧后壁的无血管区打开肝胃韧带前叶

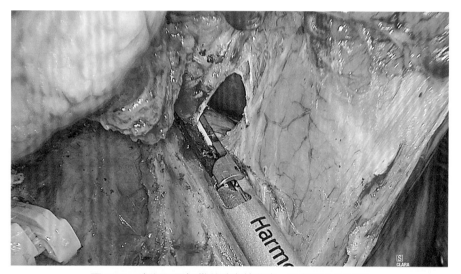

图 5-7　离断肝胃韧带前叶血管分支，裸化胃小弯前壁

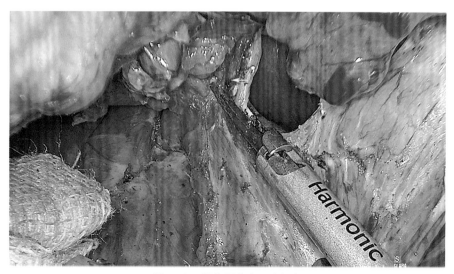

图 5-8　裸化胃小弯至贲门部

第五章

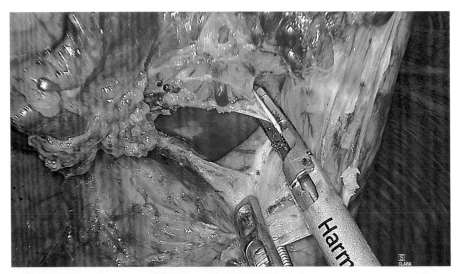

图 5-9　裸化胃小弯至胃角处

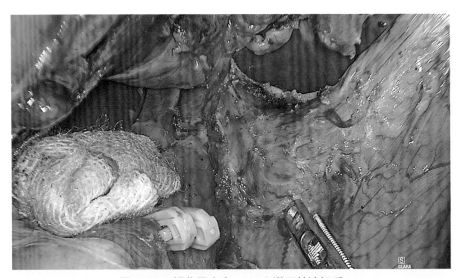

图 5-10　裸化胃小弯，No.3 淋巴结清扫后

第五章

而后将胃翻转过来放回原位，助手左手无创抓钳沿肝下缘直至左侧膈肌脚附近，向上挑起左肝外叶，主刀左手下压胃角处，张紧肝胃韧带，从前面暴露肝十二指肠韧带前叶（图 5-11）。超声刀通过肝十二指肠韧带前叶右侧已打开的"窗口"向上分离至第一肝门处，随后紧贴肝下缘往贲门方向切断肝胃韧带至贲门部（图5-12、图 5-13），完成 No.1、3 淋巴结的清扫（图 5-14）。

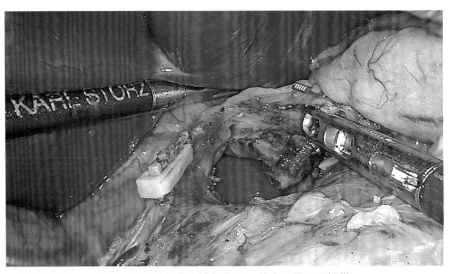

图 5-11　助手向上挑起左肝，前方显露肝胃韧带

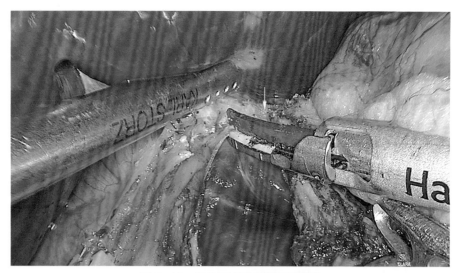

图 5-12　沿左肝下缘离断肝胃韧带

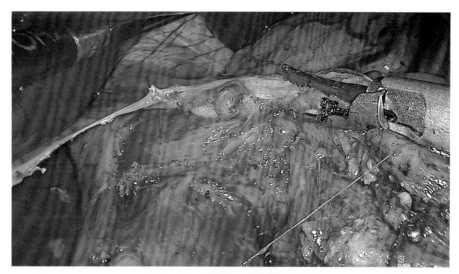

图 5-13　离断肝胃韧带至贲门部

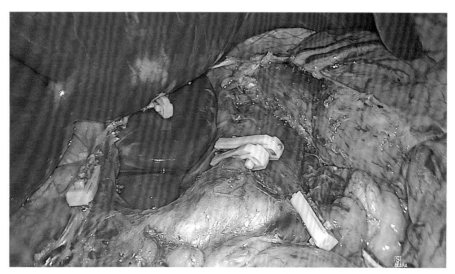

图 5-14　No.1、3 淋巴结清扫后

第五章

二、裸化食管左侧，清扫 No.2 淋巴结

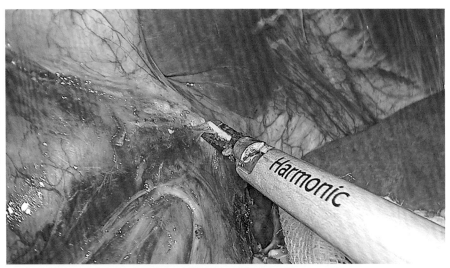

清扫完 No.4sa、10 淋巴结后，助手把已分离的大网膜及脾胃韧带移至右下腹，同时向右下方牵拉胃底体部胃壁，显露贲门左侧区域（图5-15）。

图 5-15　贲门左侧区域暴露

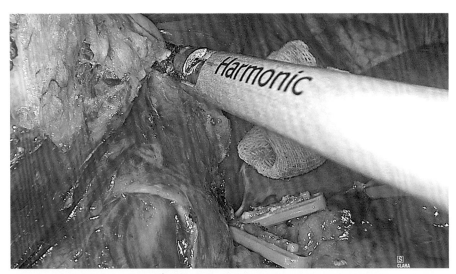

超声刀从脾上极开始沿膈肌向食管裂孔方向分离胃膈韧带。分离至左侧膈肌脚附近时，助手应向右上方牵拉胃底贲门部胃壁以方便显露左侧膈肌脚，超声刀紧贴左侧膈肌脚，分离食管贲门左侧的脂肪淋巴组织（图5-16），并进一步裸化食管下段左侧（图5-17）。

图 5-16　沿左侧膈肌脚离断左侧胃膈韧带，清扫 No.2 淋巴结

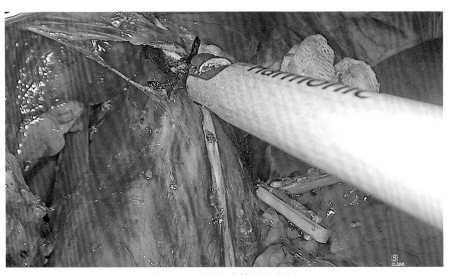

图 5-17　裸化食管下段左侧

此时，应注意常有左膈下动脉发出的胃底支支配胃底，应将其裸化并于根部离断（图5-18、图5-19），以彻底完成No.2淋巴结的清扫（图5-20）。

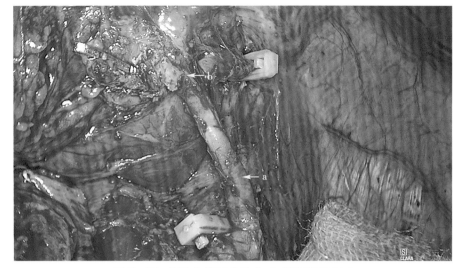

图5-18　裸化左膈下动脉（a）和胃底支（b）

SpA（splenic artery）：脾动脉

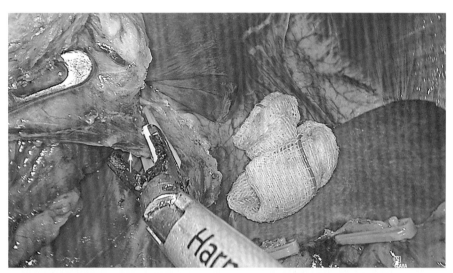

图5-19　离断胃底支血管

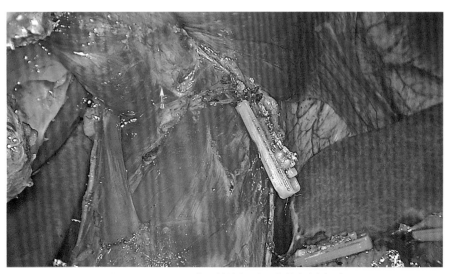

图5-20　No.2淋巴结清扫后，食管左侧（a）

第五章

第二节　腹腔镜胃癌贲门区域淋巴结清扫的手术注意事项

一、贲门区域淋巴结清扫时应该注意的术中解剖

（一）与贲门区域淋巴结清扫相关的筋膜间隙

1. 胃膈韧带

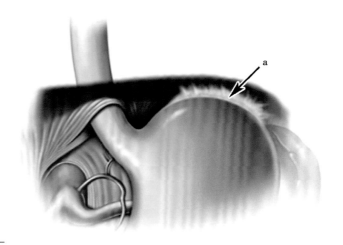

图 5-21　胃膈韧带（a）

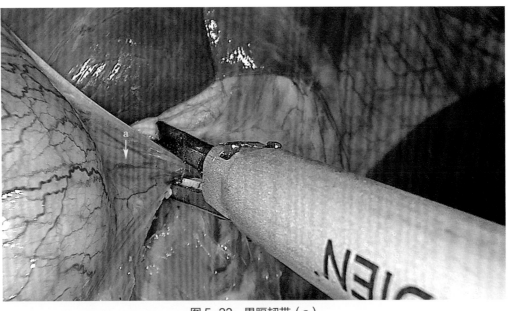

图 5-22　胃膈韧带（a）

　　由背侧胃系膜头段向上与膈相连，胃脾韧带和脾肾韧带的上端合并位于胃底近贲门处与左膈肌脚之间而形成的腹膜皱襞。左膈下动脉胃底支、胃后动脉可通过胃膈韧带进入胃底（图 5-21、图 5-22）。

第五章

2. 肝胃韧带

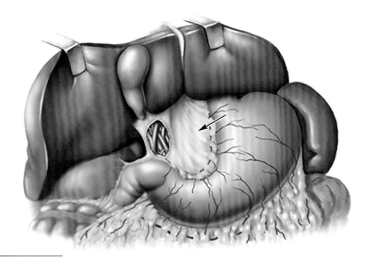

图 5-23　肝胃韧带（示意图）

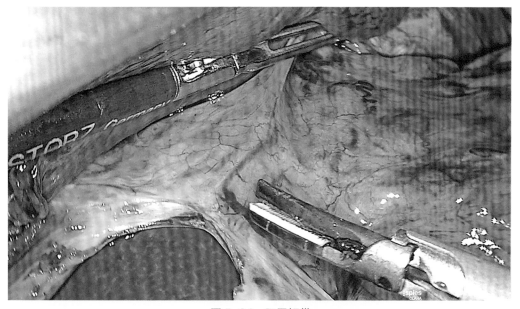

图 5-24　肝胃韧带

由胃腹侧系膜衍化而成，起自膈和静脉韧带裂右缘，向左下附着于食管腹部和胃小弯，其与肝十二指肠韧带相连续（图 5-23、图 5-24）。

（二）与贲门区域淋巴结清扫相关的动脉解剖

1. 胃左动脉终末支

胃左动脉自腹腔动脉发出后向左上方走行至小弯侧贲门稍下方，向下分出前后两个胃降支，沿小弯前后侧向下向右走行，途中发出约4~6支供应胃前、后壁血管，并与胃右动脉吻合，形成小弯动脉弓（图5-25、图5-26）。

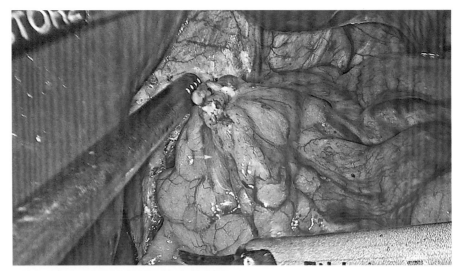

图5-25 胃左动脉发出上行的血管支

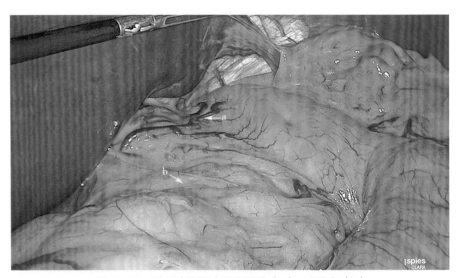

图5-26 胃左动脉沿途发出胃前（a）、后壁支（b）

2. 左膈下动脉胃底支

左膈下动脉胃底支是左膈下动脉的终末支之一。膈下动脉起源于腹主动脉，发出后上行再分左、右膈下动脉。左膈下动脉绕过贲门区后侧，近胃底处分出一胃底支经胃膈韧带分布于胃底，为胃底部供血（图5-27）。

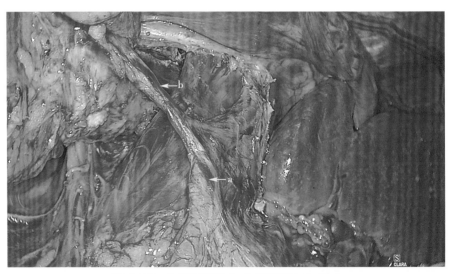

图5-27 左膈下动脉（a）发出胃底支（b）

第五章

（三）与贲门区域淋巴结清扫相关的静脉解剖

胃小弯侧胃前、后壁的静脉支，在小网膜内向贲门方向汇合而成冠状静脉，进而回流至门静脉或脾静脉。部分食管部的静脉和胃黏膜下静脉丛可经食管静脉丛入奇静脉，与上腔静脉交通，则形成了门、腔静脉的侧支循环（图5-28）。

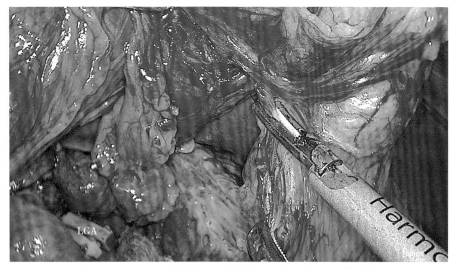

图5-28 胃小弯侧胃前、后壁的静脉支汇合而成冠状静脉

LGA（left gastric artery）：胃左动脉

（四）与贲门区域淋巴结清扫相关的淋巴结解剖

1. No.1淋巴结（贲门右淋巴结）

（1）No.1淋巴结定义

位于贲门右侧，胃左动脉上行支进入胃壁的第一支（贲门支）以上的淋巴结，或恰位于此支血管者也属No.1淋巴结。以该血管为界，以下淋巴结则为No.3淋巴结（图5-29）。

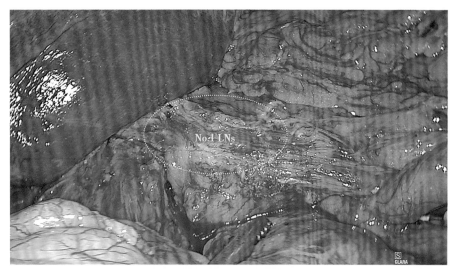

图5-29 No.1淋巴结范围

（2）No.1淋巴结转移病例（图5-30）

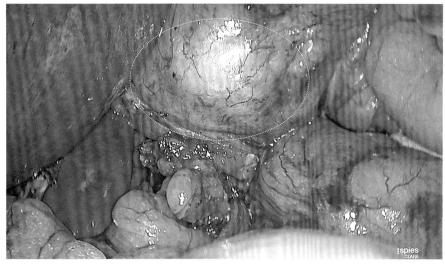

图5-30 No.1淋巴结转移（术中所见）

（3）ICG 对 No.1 淋巴结的显示（图 5-31，图5-32）

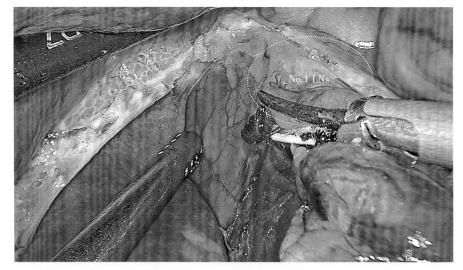

图 5-31　No.1 淋巴结肉眼所见

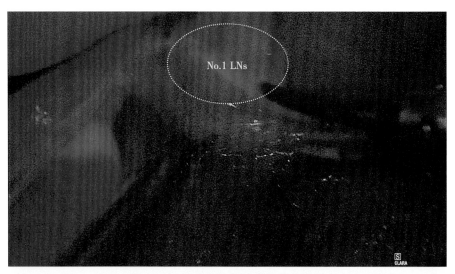

图 5-32　ICG 对 No.1 淋巴结的显示

2. No.2 淋巴结（贲门左淋巴结）

（1）No.2 淋巴结定义

沿左膈下动脉胃底支分布，位于贲门左侧的胃底前及后侧，No.1 与 No.2 淋巴结以食管中轴为界（图 5-33）。

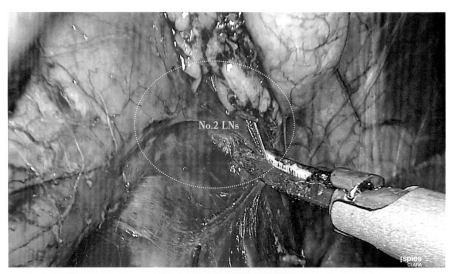

图 5-33　No.2 淋巴结范围

第五章

（2）No.2 淋巴结转移病例（图 5-34、图 5-35）

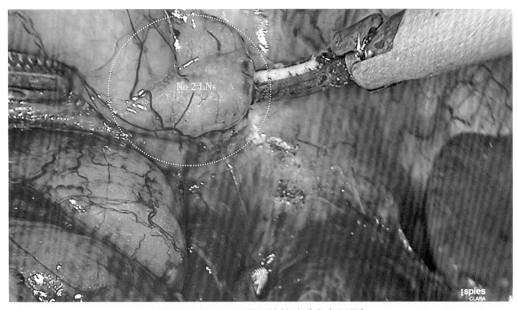

图 5-34　No.2 淋巴结转移（术中所见）

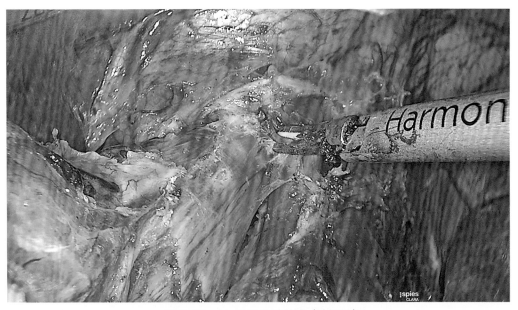

图 5-35　No.2 淋巴结转移（清扫后）

（3）ICG 对 No.2 淋巴结的显示（图 5-36，图 5-37）

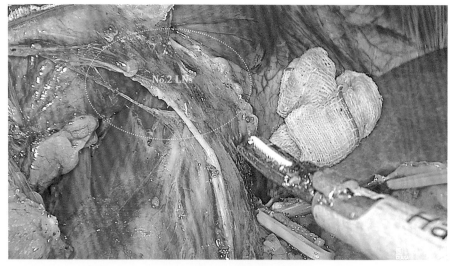

图 5-36　No.2 淋巴结肉眼所见

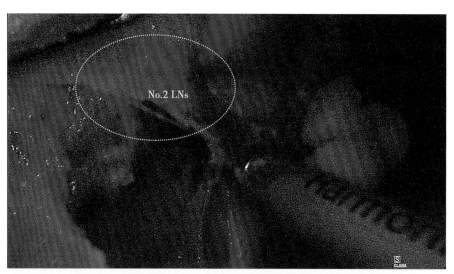

图 5-37　ICG 对 No.2 淋巴结的显示

3. No.3 淋巴结（胃小弯淋巴结）

（1）No.3 淋巴结定义　位于小网膜两层腹膜之间的小弯侧，沿胃左动脉与胃右动脉走行分布。其上界为胃左动脉上行支进入胃壁的第一支以下（不包括恰位于该支血管上的淋巴结）；其下界为胃右动脉进入胃小弯胃壁的第一支以左（胃壁上该支血管根部淋巴结属 No.5 淋巴结）（图 5-38）。

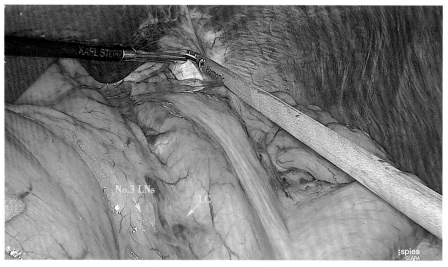

图 5-38　No.3 淋巴结范围

LC（lesser curvature）：胃小弯

第五章

（2）No.3 淋巴结转移病例（图 5-39）

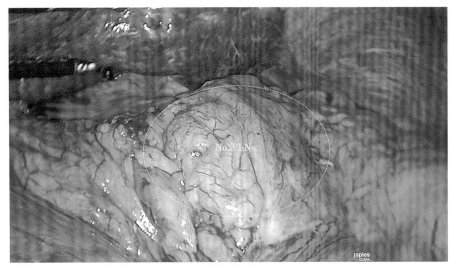

图 5-39　No.3 淋巴结转移（术中所见）

（3）ICG 对 No.3 淋巴结的显示（图 5-40，图 5-41）

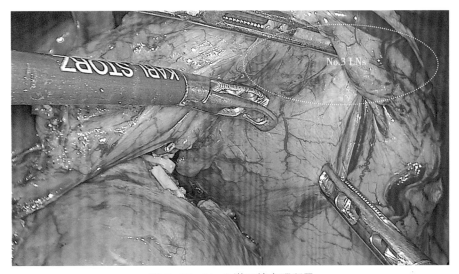

图 5-40　No.3 淋巴结肉眼所见

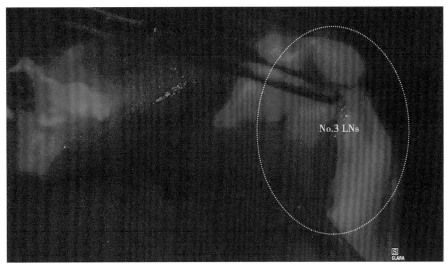

图 5-41　ICG 对 No.3 淋巴结的显示

第五章

二、贲门区域淋巴结清扫时术中注意事项

主刀右手持超声刀从胃后壁向前壁裸化胃小弯，并从胃体小弯侧向贲门方向游离，由后向前的操作方向与超声刀方向一致，不仅有利于主刀将超声刀紧贴小弯侧胃壁进行分离，保持解剖平面的正确性，不容易损伤胃壁，而且有利于超声刀能够完全夹闭胃小弯血管进行离断（图5-42）。

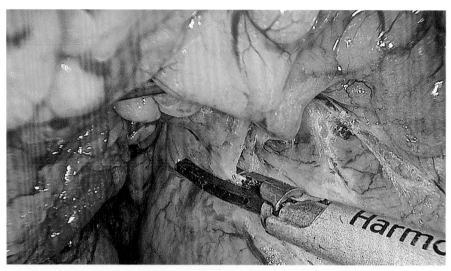

图 5-42　超声刀完全夹闭血管进行离断

分离至贲门附近时，要注意辨认食管组织，避免过分裸化食管，导致食管下段损伤（图5-43）。

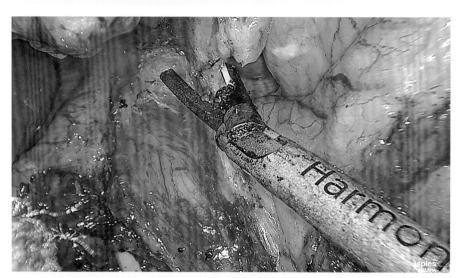

图 5-43　注意辨认食管组织

扶镜手此时应该将镜头的观察方向调整为从右下向左上方，并以水平位置的胰腺为基准线（图5-44）。

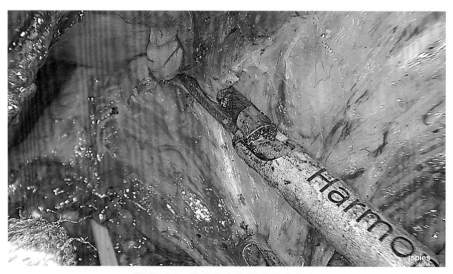

图 5-44　镜头方向为从右下向左上

第五章

贲门区域淋巴结的清扫是在剑突下狭小的空间里进行的，助手的良好暴露能够减少该处组织的损伤。分离小网膜前壁时，助手左手利用抓钳向上推挡左肝外侧叶暴露视野（图5-45）。

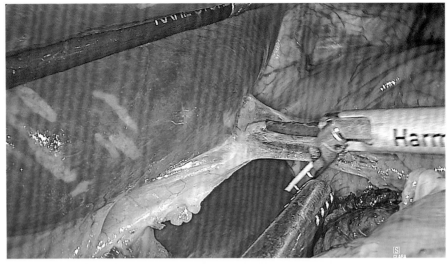

图5-45　分离小网膜前壁时，助手左手利用抓钳向上推挡左肝外侧叶暴露视野

完成左肝侧叶暴露后，助手右手持吸引器或胃钳，配合主刀，进行组织分离和食管裸化。裸化食管过程中，一般应切断迷走神经主干（左侧一般在前壁，右侧一般在后壁）后再分离食管与膈肌裂孔间筋膜，这样可游离腹腔段食管达6cm左右（图5-46、图5-47）。

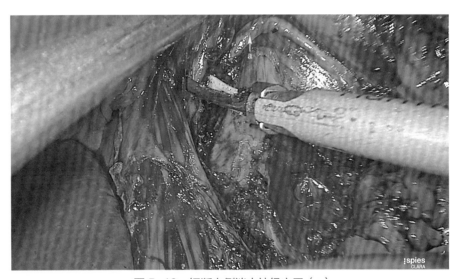

图5-46　切断右侧迷走神经主干（a）

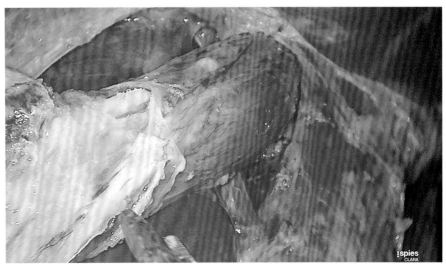

图5-47　完全游离腹腔段的食管

第五章

迷走神经多呈高张力白亮样条索状，质韧弹性差，助手在腹段食管应用吸引器或胃钳，沿着食管纵轴分离迷走神经与食管之间的疏松组织，并沿食管前壁和后壁分别将左右迷走神经挑离食管壁，有利于迷走神经的离断（图5-48）。

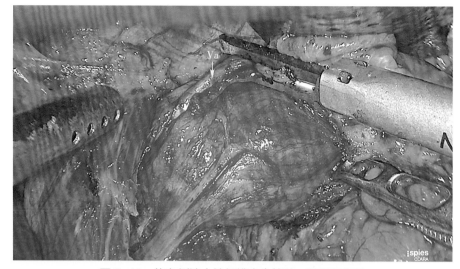

图 5-48　将左侧迷走神经挑离食管壁，以利于离断

Va（vagus）：迷走神经

根据胃左动脉终末支在胃壁中的走行，操作时可以将胃小弯的网膜理解为前、中、后三层结构，先在后层无血管区切开网膜，沿着打开的网膜向上、向下分离后层网膜及其血管，然后分离中层网膜，最后再分离前层网膜（图5-49、图5-50）。

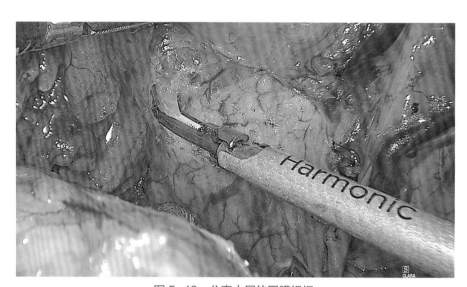

图 5-49　分离中层的网膜组织

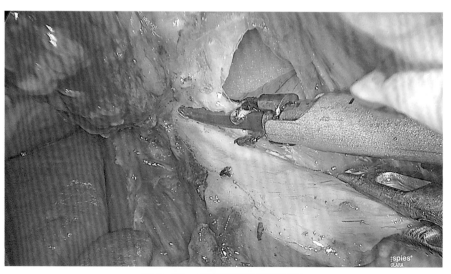

图 5-50　分离前层的网膜组织

有时胃左动脉还会发出支配膈肌的血管，在裸化胃小弯时应予以结扎离断，以免引起出血（图5-51）。

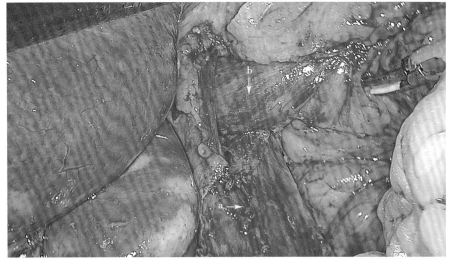

图 5-51　胃左动脉发出支配膈肌的血供（a），食管（b）

在沿着左侧膈肌脚分离胃膈韧带时，应该注意左膈下动脉及其发出的胃底支的存在，特别是左膈下动脉起自腹腔干时，其位置较为浅表，易被损伤（图5-52）。

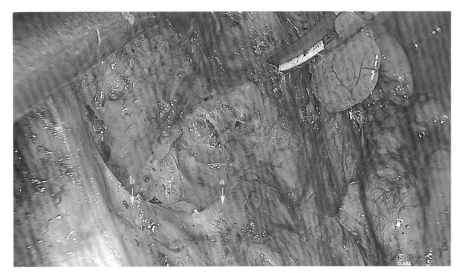

图 5-52　左膈下动脉（a）发自腹腔干（b），其位置较为表浅

当左膈下动脉发出胃底支后，应于胃底支的根部将其离断，注意勿损伤左膈下动脉（图5-53）。

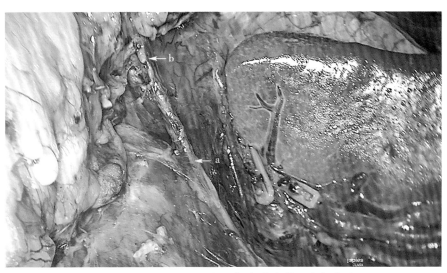

图 5-53　离断左膈下动脉（a）发出的胃底支（b）

第五章

183

超高清腹腔镜胃癌手术图谱

全腹腔镜胃癌根治术的消化道重建

腹腔镜技术在胃癌根治术中应用的普及使得腹腔镜胃癌根治术后的消化道重建成为外科领域的又一热点。目前全腹腔镜胃癌消化道重建方式较多样，包括全腹腔镜远端胃癌切除术后的 Billroth–Ⅰ吻合、Billroth–Ⅱ吻合、Roux-en-Y 吻合等，以及全腹腔镜全胃切除术后的功能性食管空肠侧 – 侧吻合、Orvil 吻合、交叠技术等，在此我们介绍较成熟的远端胃切除术后三角吻合（Billroth–Ⅰ式）、Billroth–Ⅱ式吻合技术，以及全胃切除术后功能性食管空肠侧 – 侧吻合技术。全腹腔镜下消化道重建术者站位、患者的体位和 Trocar 位置与淋巴结清扫过程是一致的（详见本书第一章）。

一、全腹腔镜下胃远端癌改良三角吻合技术（Billroth–Ⅰ式）

（一）吻合方法

为完全在腹腔镜下应用直线切割闭合器完成残胃和十二指肠后壁的功能性端 – 端吻合方法，因吻合口内部的缝钉线呈现为三角形，故称为三角吻合技术。

（二）操作要点

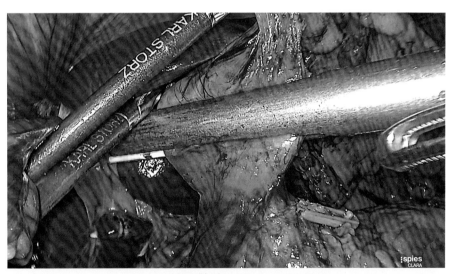

图 6-1　直线切割闭合器切断十二指肠

完成腹腔镜下淋巴结清扫后，直线切割闭合器从左侧上方的主操作孔进入腹腔，在预定位置垂直于十二指肠长轴的方向完全含住十二指肠，然后将其沿顺时针方向旋转 90°，由十二指肠后壁向前壁的方向切断十二指肠（图 6-1）。

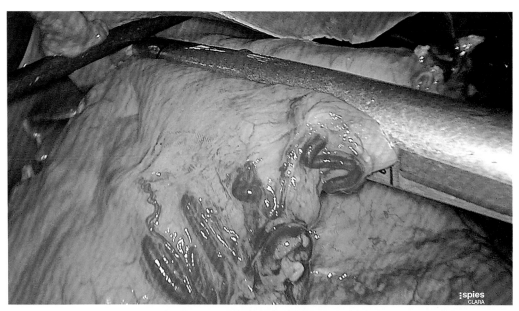

图 6-2　直线切割闭合器离断胃

而后使用 2 把闭合器，从大弯侧至小弯侧切断胃完成胃的离断（图 6-2）。

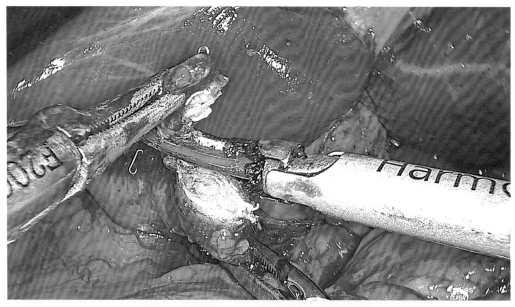

图 6-3　超声刀于十二指肠后壁打开一个小孔

将标本装入标本袋后，超声刀分别于十二指肠后壁及残胃大弯侧各打开一个小孔（图 6-3、图 6-4）。

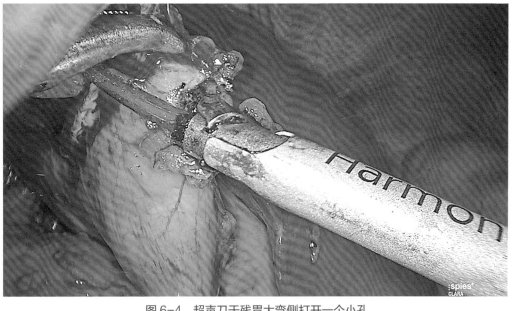

图 6-4　超声刀于残胃大弯侧打开一个小孔

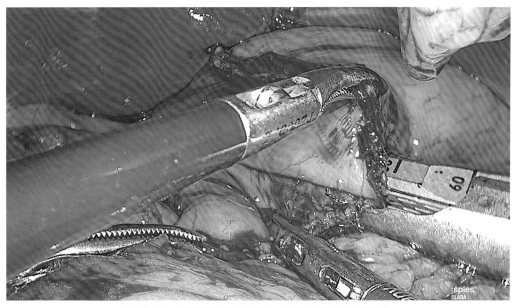

图 6-5　直线切割闭合器将十二指肠后壁与残胃吻合

　　由于胃的游离度较大，张开直线切割闭合器后应先将一臂伸入残胃大弯侧的小孔，并使胃后壁预吻合处与胃的切缘距离约为 2cm；再将另一臂伸入十二指肠后壁的小孔，并将十二指肠切缘逆时针旋转 90°，将十二指肠后壁与残胃吻合（图 6-5）。

第六章

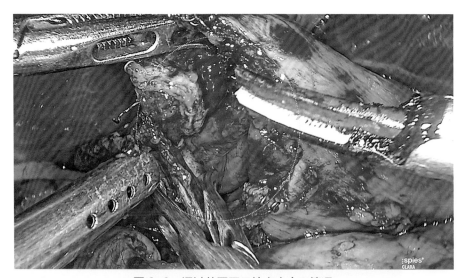

图 6-6　通过共同开口检查吻合口情况

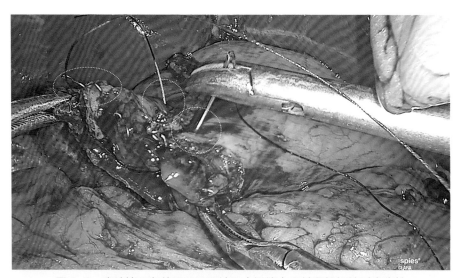

图 6-7　腹腔镜下在共同开口两端及中间缝合 3 针以较好地对合牵拉

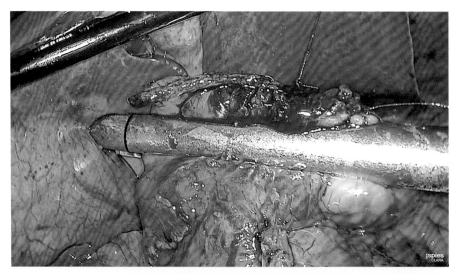

图 6-8　直线切割闭合器闭合共同开口

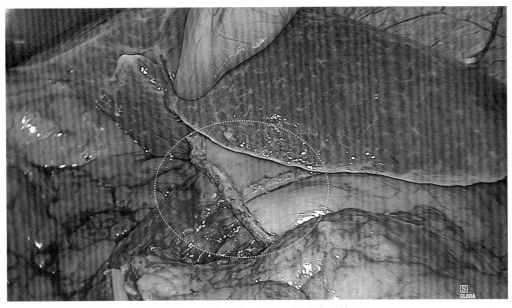

图 6-9 改良胃十二指肠三角吻合口外观

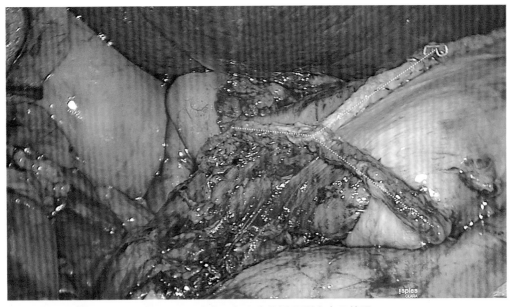

图 6-10 改良三角吻合的倒 T 型吻合口外观

　　而后通过共同开口观察吻合情况（图 6-6），确认吻合满意后分别在共同开口两端和胃与十二指肠切缘处缝合 3 针以较好地对合牵拉（图 6-7），再用直线切割闭合器将残胃与十二指肠的共同开口闭合（图 6-8），完成腹腔镜下改良的三角吻合（图 6-9、图 6-10）。于脐下 Trocar 切口处延长至 3cm 横切口，取出标本。

二、全腹腔镜下胃远端癌 Billroth- Ⅱ 式吻合技术

（一）吻合方法

为完全在腹腔镜下应用直线切割闭合器完成残胃和空肠的功能性侧 – 侧吻合。当肿瘤累及幽门管或十二指肠时，为了能在肿瘤根治性切除的基础上，保证吻合的安全性，可行 Billroth- Ⅱ式吻合。

（二）操作要点

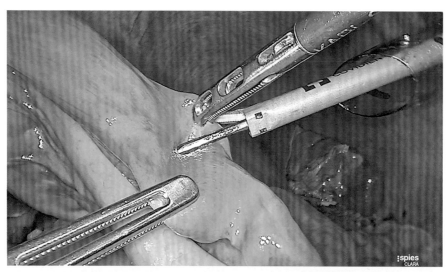

图 6-11　超声刀于距 Treitz 韧带 12~15cm 处的空肠打开一个小孔

完成腹腔镜下淋巴结清扫后，使用直线切割闭合器进行消化道重建。充分游离十二指肠后，用腔内直线切割闭合器在预定位置将其切断。而后使用 2 把闭合器从大弯侧至小弯侧切断胃完成胃的离断。将标本装入标本袋后，超声刀于残胃大弯侧打开一个小孔。寻找 Treitz 韧带，在距 Treitz 韧带 12~15cm 处的系膜缘对侧空肠打开一个小孔（图 6-11）。

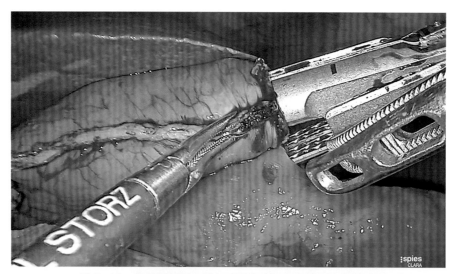

图 6-12　直线切割闭合器行残胃大弯与空肠的侧 – 侧吻合

张开 60 mm 直线切割闭合器的两臂，先将一臂朝空肠近端的方向伸入空肠的小孔，暂时关闭钳口，然后将空肠上提，于横结肠前松开钳口，将闭合器的另一臂伸入残胃大弯侧的小孔，行残胃大弯与空肠的侧 – 侧吻合，形成一个共同开口（图 6-12）。

结肠前吻合中，近端空肠输入肠袢不宜过长，避免扭曲形成内疝，或者造成肠袢扭转，造成肠管缺血、坏死。而后通过共同开口观察吻合口内情况（图6-13），确认吻合满意后，无损伤抓钳抓持侧-侧吻合共同开口的两端将其展平，必要时缝合3针，以便于提拉及更好地对合，置入60mm闭合器关闭共同开口（图6-14），完成吻合（图6-15）。于脐下Trocar切口处延长至3cm，取出标本。

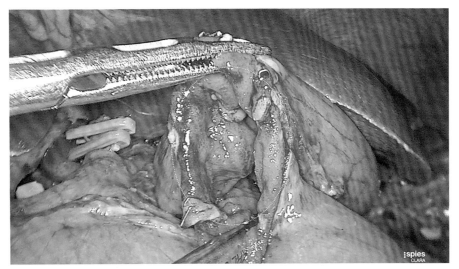

图6-13　通过共同开口观察吻合口内情况

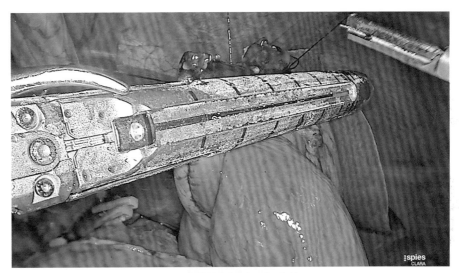

图6-14　直线切割闭合器闭合共同开口

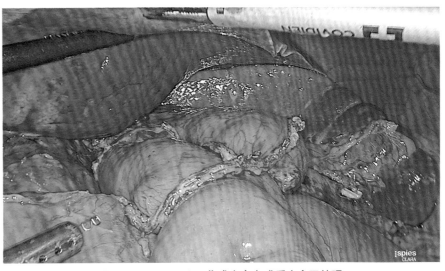

图6-15　Billroth-Ⅱ式吻合完成后吻合口外观

三、全腹腔镜下胃癌全胃切除并顺蠕动延迟断空肠的食管空肠 Overlap 吻合术

（一）吻合方法

在腹腔镜下应用直线切割闭合器将食管与十二指肠在预切位置离断，完成顺蠕动食管空肠侧－侧吻合，之后再离断空肠及行空肠空肠侧－侧吻合的方法。

（二）操作要点

在腹腔镜下完成淋巴结清扫后，向下牵拉胃，显露并切断迷走神经，游离裸化食管超过肿瘤上缘至少 5cm，以保证切缘阴性。充分游离十二指肠后，用腔内直线切割闭合器切断十二指肠（图 6-16）。于贲门上方切断食管（图6-17）。

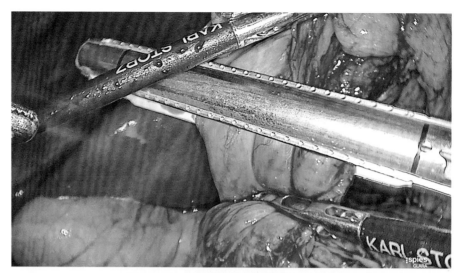

图 6-16　直线切割闭合器切断十二指肠

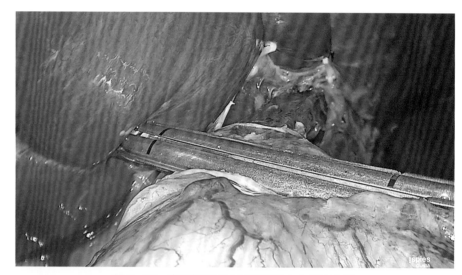

图 6-17　直线切割闭合器于贲门上方切断食管

而后在距 Treitz 韧带约 20cm 空肠对系膜侧及食管切缘的左侧处开一小孔（图 6-18、图 6-19），使用超声刀切开食管壁及肠壁。接着，60 mm 直线切割闭合器两臂分别插入两孔，由于空肠的游离度较大，张开直线切割闭合器后，应先将一臂伸入空肠的小孔再将另一臂伸入食管腔，而后击发闭合器形成一个共同开口（图6-20、图 6-21）。

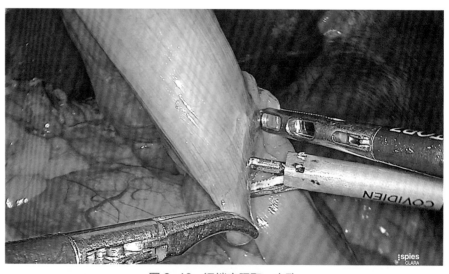

图 6-18　远端空肠取一小孔

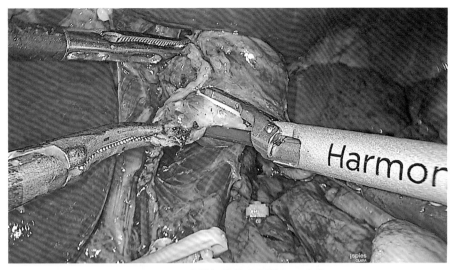

图 6-19　食管切缘的左侧处取一小孔

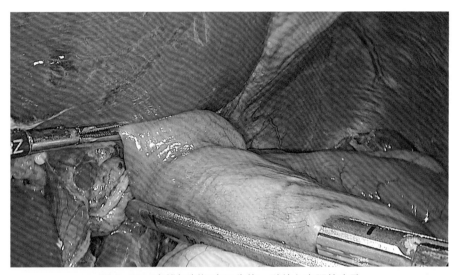

图 6-20　直线切割闭合器先将一臂伸入空肠的小孔

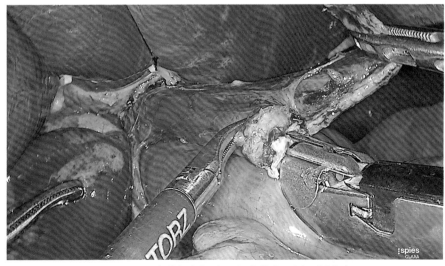

图 6-21　直线切割闭合器行食管空肠侧 - 侧吻合

第六章

通过共同开口观察吻合情况（图 6-22），确认吻合满意后，于镜下缝合共同开口完成食管空肠吻合（图 6-23、图 6-24）。

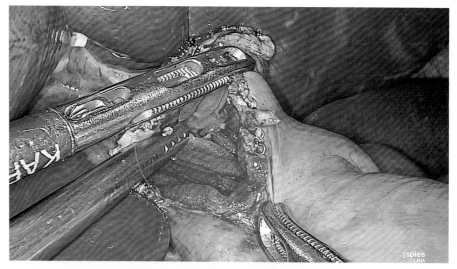

图 6-22　通过共同开口观察吻合情况

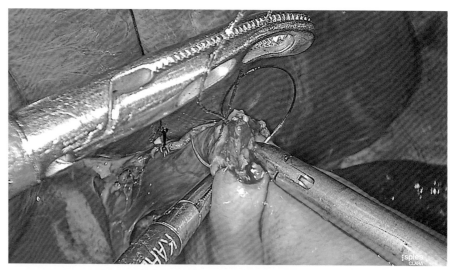

图 6-23　腹腔镜下缝合共同开口

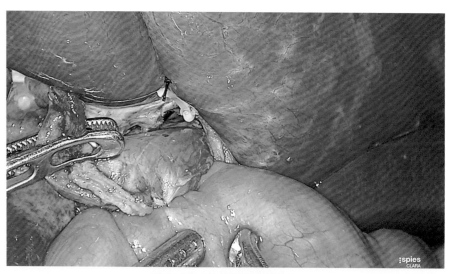

图 6-24　完成食管空肠吻合

第六章

而后在食管空肠吻合口远侧约 3cm 处，裸化空肠系膜侧肠壁约 1cm，利用直线切割吻合器切断该处空肠（图 6-25）。

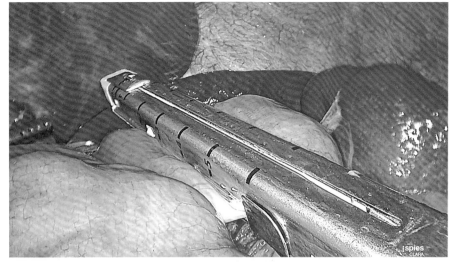

图 6-25　直线切割闭合器延迟离断空肠

距食管空肠吻合口下方 40cm 左右系膜缘对侧空肠及近端空肠分别用超声刀打开一小孔，分别于两孔处置入 45mm 直线切割器之两臂，直线闭合闭合器行空肠空肠侧 - 侧吻合（图 6-26），确认无出血、肠黏膜无损伤后，镜下缝合共同开口，完成吻合（图 6-27、图 6-28）。

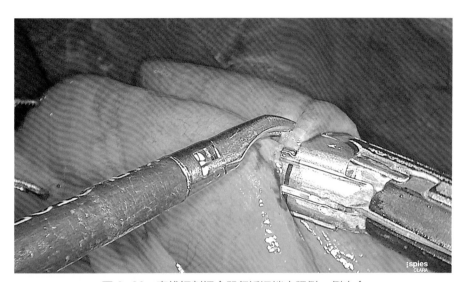

图 6-26　直线切割闭合器行近远端空肠侧 - 侧吻合

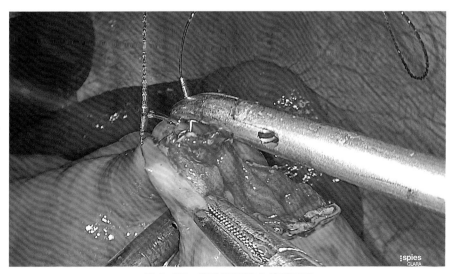

图 6-27　腹腔镜下缝合共同开口

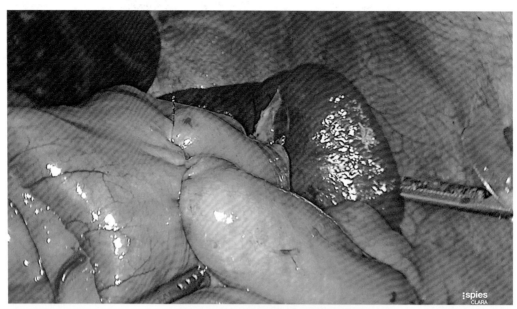

图 6-28　完成空肠侧 – 侧吻合

全腹腔镜胃癌根治术后患者外部切口展示（图 6–29）。

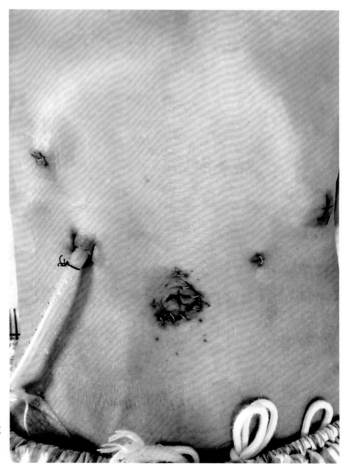

图 6-29　全腹腔镜胃癌根治术
后患者外部切口